Angelo Barbato

ZÉRO MALADIE

Titre original: **Malattia zero**
Traduit par: **Magali Vidrequin**

Éditeur: **Tektime**

ZÉRO MALADIE

La naissance du modèle collaboratif (Communaux) de santé.

La naissance des réseaux numériques pour la santé (Health Smart Grid Digital).

Auteur: Angelo Barbato MD angelo.barbato@gmail.com

Médecin spécialiste en hygiène et en médecine préventive et en cours de spécialisation en cardiologie. Expert en santé publique et privée. Il a travaillé dans la gestion sanitaire de plusieurs organismes sanitaires italiens, militaires ou civils, occupant des postes cliniques, d'administration de prévention sanitaire, d'entreprise, de gestion des données et de gestion informatique. Coordinateur de la réunion technique « Malattia Zero e Salute Sostenibile » du CETRI-TIRES, Cercle européen de la troisième révolution industrielle – Third Industrial Revolution European Society, qui s'inspire des idées économiques de Jeremy Rifkin.

Sommaire

Presentation

Ce livre repose sur la volonté des auteurs de diffuser les outils et les modèles de transformation du système de santé basés sur la théorie « Zero Marginal Cost » de Jeremy Rifkin.

Cette tentative ambitieuse de rendre disponible et utilisable un **modèle collaboratif** pour la santé, pour les maladies et les soins, répond à la nécessité de l'être humain **de retrouver un lien avec lui-même et avec le monde qui l'entoure.** Les politiques environnementales, économiques, sociales et technologiques **devront être axées sur la protection de l'homme et de son environnement**. Les inévitables répercussions sur la santé pourront être de plus en plus **évitées grâce** au nouveau paradigme de la communication, grâce à des choix responsables et au soutien essentiel d'Internet. Le passage d'une médecine hiérarchique **structurée** à une médecine intégrée et développée, intègre l'être humain dans le rôle de responsable de lui-même, et la communauté axée sur la santé comme point d'arrivée, et non plus seulement comme un point de départ ni comme un devoir social bien avant d'être un droit fondamental.

Un élan visionnaire, probablement, mais, pour reprendre les mots de notre référence intellectuelle, « It's already happening ».

Contributions

Je remercie les professionnels suivants pour leur contribution :

→ **Bruno Corda, MD**

Médecin, spécialisé en médecine d'urgence, en hygiène et en médecine préventive. Déjà médecin généraliste, directeur du département de médecine préventive, directeur du service d'hygiène et de santé publique. Président de la Société italienne d'hygiène de la région Latium. Diplômé d'un Master CORGESAN et EMMAS en gestion de la santé. Réunion technique « Malattia Zero e Salute Sostenibile » du CETRI-TIRES, Cercle européen de la troisième révolution industrielle – Third Industrial Revolution European Society, qui s'inspire des idées économiques de Jeremy Rifkin. bruno_corda@alice.it

Je voudrais tout spécialement remercier Bruno Corda pour m'avoir initié aux pensées de Jeremy Rifkin.

Angelo Barbato

→ **Angela Meggiolaro, MD**

Médecin en cours de spécialisation dans le département d'hygiène et des maladies infectieuses de la Sapienza, université de Rome. Expériences dans le domaine de l'épidémiologie et de l'économie de la santé. Auteur de manuels et de publications scientifiques dans le domaine de la santé publique et de la médecine du territoire. Réunion technique « Malattia Zero e Salute Sostenibile » du CETRI-TIRES, Cercle européen de la troisième révolution industrielle – Third Industrial Revolution European Society, qui s'inspire des idées économiques de Jeremy Rifkin. angela.meggiolaro@gmail.com

→ **Angelo Consoli**

Directeur du Bureau européen Jeremy Rifkin

Président du CETRI-TIRES (Cercle européen de la troisième révolution industrielle)

Coauteur avec Livio de Santoli du livre « Territorio Zero »

➜ **Francesca Mirabelli, MD PhD**

Cardiologue ASL Roma 1 <u>francesca.mirabelli78@gmail.com</u>

➜ **Alessandro Anselmo, MD**

Spécialiste en chirurgie générale

Ph.D en Physiopatologie chirurgicale

Ph.D en transplantation d'organes

Master de deuxième cycle en transplantation d'organes

Fellow European Board of Surgery

Médecin cadre – UOC (Unité opérationnelle de chirurgie de transplantation) – Fondation PTV - Rome

➜ **Antonio Magi**

Médecin chirurgien spécialisé en radiologie

Directeur médical District IV ASL Rome

➜ **Roberto Del Gaudio**

Préparateur physique Master de 3ème cycle FIPE CONI et juriste <u>roberto.del.gaudio2@gmail.com</u>

➜ **Antonina Fazio**

Biologiste nutritionniste spécialisée en pathologie clinique <u>afazio2002@hotmail.com</u>

➜ **Eloisa Fioravanti**

Diplômée en lettres et en médecine bucco-dentaire <u>fioravelo@gmail.com</u>

Préface d'Angelo Consoli – Les communautés de la santé

La Troisième révolution industrielle ne représente pas seulement le **passage** d'un modèle énergétique/économique centralisé et hiérarchisé vers un modèle collaboratif et interactif.

La troisième révolution industrielle est également, et surtout, un changement **paradigmatique** pour le genre humain.

Un passage révolutionnaire d'un style de vie individualiste et intéressé à un style de vie biosphérique et empathique. Dans une société où le coût marginal de la production et de la distribution des biens et des services s'approche de plus en plus de zéro, où les informations, les objets, les idées, les services et les personnes voyagent à des prix infiniment petits (si l'on prend comme référence le siècle dernier) et dans des délais alors inimaginables, le genre humain sort d'une économie de pénurie et entre définitivement dans une économie durable de par l'abondance avec laquelle l'activité économique se développera non plus selon les codes et les normes de l'économie de marché traditionnelle basée sur le profit, mais selon les codes et les normes d'une économie sociale basée sur les **communaux collaboratifs**.

Jeremy Rifkin décrit avec beaucoup de lucidité le communal de **l'énergie**, composé de millions de proconsommateurs (à la fois producteurs et consommateurs) capables de générer presque la totalité de leur énergie verte à un coût marginal proche de zéro, le communal de la **logistique** capable de concevoir, d'imprimer et de distribuer des biens et des services à des coûts marginaux presque nuls, et les communaux de la santé, de l'éducation et de la culture capables de garantir des services scolaires, sanitaires et culturels dans les mêmes conditions, ou bien encore le communal de la mobilité pour le déplacement des Hommes d'une manière de plus en plus durable, efficace et économique.

Les nouvelles générations sont projetées au-delà du marché capitaliste, au-delà d'un modèle centralisé, hiérarchique, fermé, patriarcal, lié à la propriété, ils sont projetés vers un **modèle collaboratif**, ouvert, transparent, égalitaire et empathique.

C'est ce que Rifkin appelle le pouvoir latéral, « **Lateral Power** ».

Les jeunes d'aujourd'hui, reliés entre eux dans l'espace virtuel (par les réseaux sociaux au sein desquels les informations circulent abondamment et gratuitement) et physique (avec les vols low-cost inimaginables il y a seulement dix ans, ou par les réseaux urbains de plus en plus rapides et efficaces), « ils se débarrassent peu à peu des restes des contraintes idéologiques culturelles et commerciales qui, depuis des temps immémoriaux, séparent le " moi " du " toi ", dans le cadre d'un système capitaliste caractérisé par des rapports de propriété privée, d'échanges commerciaux et de frontières nationales. L'" **Open Source** " est devenu le mantra d'une génération qui voit les rapports de pouvoir d'une manière complètement différente par rapport à ses parents et à ses grands-parents qui ont vécu dans un monde dominé par la géopolitique » (cit. Jeremy Rifkin, La nouvelle société du coût marginal zéro, pag. 429-430).

Dans une nouvelle civilisation empathique profondément intégrée dans la communauté de la biosphère, toutes les ressources naturelles font alors partie d'un **patrimoine commun** et leur conservation devient la préoccupation de tous.

L'aménagement des **espaces** urbains, industriels ou ruraux ne peut se soustraire à cette règle.

La construction **des grandes installations industrielles** et des **réseaux d'infrastructures** du troisième millénaire et de la troisième révolution industrielle ne peut donc plus avoir lieu selon les normes de gaspillage et de non durabilité de l'ère fossile durant laquelle les réseaux étaient construits au mépris des principes d'efficacité et d'optimisation des espaces urbains et ruraux éventrés, sauvagement et de façon répétée, pour construire des dizaines de milliers de lignes de transport d'énergie électrique, de gazoducs, d'aqueducs, de canalisations, de réseaux routiers, de réseaux électromagnétiques et des réseaux d'éclairage.

Dans l'idée du communal collaboratif, **l'Internet des objets** offres des possibilités nouvelles et inédites de « faire plus avec moins » (principe de l'efficacité énergétique affirmée par l'Union européenne) de par l'exploitation des infrastructures existantes en les enrichissant de nouvelles fonctions utiles pour l'expansion de **l'économie de partage** et de **l'empathie** entre les hommes.

Le communal collaboratif se base sur l'idée que les **lois de la thermodynamique** ne peuvent être ni ignorées, ni limitées, ni contournées, ni violées. La **première loi de la thermodynamique** nous montre clairement que rien ne se crée, rien ne se détruit, mais tout se transforme. Ainsi, la combustion d'un objet pour fermer le cycle des déchets ne signifie pas du tout qu'il ait été éliminé ou que l'on s'en soit libéré, mais simplement que l'on a réalisé un changement en passant d'un état solide à un état gazeux ce qui le rend d'autant plus dangereux, non seulement pour l'environnement mais également pour **la santé humaine**. La totalité de l'énergie de la deuxième révolution industrielle se base sur la violation des lois de la thermodynamique. L'utilisation de la combustion pour la propulsion des turbines est une folie thermodynamique et entraîne des conséquences létales pour la santé humaine. Changer de paradigme en passant d'un cycle fossile à un cycle solaire implique donc l'activation d'une économie produisant moins de risques pour la santé humaine, et donc plus conforme à une politique de prévention des maladies, plus proche de l'objectif **zéro maladie**.

La troisième révolution industrielle est en train de créer une société plus saine et plus propre, une agriculture sans pesticides et sans organismes génétiquement modifiés (OGM), un industrie collaborative et non plus centralisée à **émissions réduites**. Au contraire, la poursuite des logiques verticales entraînera inévitablement une **pollution** de la santé provoquée par la contamination de la terre, de l'eau et des décharges ainsi que par l'intoxication de l'air par les incinérateurs.

Mais Rifkin, avec son nouveau livre, progresse dans la réflexion en développant également les correspondances entre l'environnement et la santé, et nous éclaire sur la manière dont change la relation médecin/patient dans une dynamique de nouvelle communauté collaborative de la santé. Rifkin arrive également à ses résultats considérables en décrivant le « **communal de la santé** ».

En effet, pourquoi ne pourrions-nous pas imaginer, de la même manière que le communal de l'information ou que le communal de l'énergie, un communal de la Santé ? Un communal dans lequel les technologies modernes de l'information collaborative et interactive permettent au Dr. Gille Frydman, fondateur de l'ACOR (**Association of Cancer Online resources**, Association des ressources en ligne sur le cancer) de développer un modèle de médecine participative, au sein duquel, dans un unique communal, convergent des acteurs différents : des patients, des chercheurs, des médecins, des financeurs, des producteurs de matériel médical, des thérapeutes, des sociétés pharmaceutiques et des soignants, tous engagés dans cette collaboration pour améliorer les soins (Rifkin, La nouvelle société du coût marginal zéro, p. 363).

Il ne s'agit pas d'une hypothèse lointaine ni illusoire. Patientslikeme est un réseau social avec plus de 200 000 patients inscrits qui s'occupe de 1 800 maladies et a déjà, par exemple, dénoncé l'arnaque des médicaments à base de carbonate de lithium utilisés pour la sclérose latérale amyotrophique (SLA). Une étude basée sur les données récupérées en ligne a permis de démontrer l'inefficacité totale de ce traitement pour la SLA. Cela démontre que cette approche « open source » peut également offrir des résultats importants, supplémentaires ou complémentaires à la **recherche médicale**, qu'elle soit interne ou partenariale, pour laquelle les données demeurent dans une logique verticale, c'est à dire limités et confidentiels.

Il n'y a que dans le secteur de la médecine qu'il soit indispensable de disposer de données de masse, le « **big data** », traitées avec des algorithmes adaptés, selon le modèle du **financement participatif (crowdfunding)**, pour identifier des modèles sanitaires à bas coûts marginaux et à efficacité élevée. Dans le chapitre « Tout le monde est médecin » de son dernier livre, Jeremy Rifkin nous rappelle qu'Internet compte aujourd'hui des centaines de communaux sanitaires Open Source. Rifkin souligne ensuite que « ce nombre va certainement augmenter considérablement dans les prochaines années, car certains pays commencent à utiliser des archives électroniques pour rationaliser les services de santé. [...] Le Big Data qui sera disponible dans un futur proche aux États-Unis et dans d'autres pays va fournir un réservoir d'informations ; utilisées sur des communaux de la santé pilotés par les patients avec des garanties de respect de la vie privée, elles pourraient **révolutionner la médecine** » (Rifkin, Ibid, p. 366).

À cet égard, le message lancé par ce travail collectif réalisé par des médecins sensibles interprétant de manière réfléchie le message rifkinien, tels que le docteur Angela Meggiolaro, le docteur Bruno Corda et le docteur Angelo Barbato, complète la vision d'une société à zéro émission, zéro déchet et zéro kilomètre et d'une économie à coût marginal zéro.

La vision « zéro » exprimée par le livre « Territoire Zéro », écrit par moi-même et par le professeur Livio de Santoli, dans lequel, grâce à la contribution d'Angelo Barbato, nous avons pu débuter la diffusion du concept de **Zéro maladie**, comme un scénario dans lequel l'Internet des choses et la troisième révolution industrielle permettront de rapprocher le centre de gravité des soins vers le territoire, avec la nécessité d'augmenter la prévention comme « pilier » du modèle collaboratif de la santé dans la médecine territoriale.

Cette nouvelle vision met en évidence la manière dont le modèle traditionnel, basé sur l'hôpital, devient inefficace pour le traitement des **maladies chroniques** de plus en plus présentes à cause des modes de vie et de travail imposés par la deuxième révolution industrielle, et qui peuvent être diminuées en renforçant le pilier de la prévention. La télémédecine, les soins à domicile, la lutte contre les maladies chroniques, l'action des médecins du territoire auprès des écoles, des administrations publiques et, surtout, la prise en charge du patient-citadin de manière proactive, révolutionnera de plus en plus la gestion sanitaire en déplaçant le centre de gravité, **de l'hôpital au territoire**.

Ce nouveau modèle sanitaire de la troisième révolution industrielle **révolutionnera les paradigmes actuels des soins de santé** en atteignant des résultats rapides et extraordinaires, notamment grâce à la prévention. Le nouveau modèle de soins est le cœur du livre Zéro maladie, qui nous parle d'un futur possible, dont la réalisation dépend de nous tous, en partant des administrations publiques et des organismes du système de santé, sans oublier les citoyens et la force motrice de l'agrégation de ses réseaux qui nous guident de plus en plus rapidement vers un mode de vie biosphérique, empathique, collaboratif et durable, tout cela dans chaque Communauté qui s'approche peu à peu du Territoire zéro.

Angelo Consoli

Directeur du Bureau européen Jeremy Rifkin

Président du CETRI-TIRES (Cercle européen de la troisième révolution industrielle)

Coauteur avec Livio de Santoli du livre « Territorio Zero »

1. La gestion du bien-être et de la santé dans le cadre idéologique de Jeremy Rifkin

Bruno Corda, Angelo Barbato

Jeremy Rifkin, un des économistes les plus connus au monde, réaffirme dans ses derniers travaux[1][2] qu'un nouveau système économique s'approche et remplacera le capitalisme d'aujourd'hui. Le fer de lance de cette transformation est la révolution numérique qui permet l'Internet des choses. Dans le secteur des télécommunications, l'Internet des choses (ou plutôt Internet des objets, IoT, acronyme de l'anglais Internet of Things) est un néologisme qui fait référence à l'extension d'internet au monde des objets et de la réalité [3]. L'Internet des choses est constitué d'un réseau entre l'Internet de l'énergie, l'Internet de la communication et l'Internet de la logistique.

Rifkin résume sa pensée économique dans les trois paradigmes fondamentaux (énergie, communication et logistique) en affirmant que, avec l'évolution de ces paradigmes, l'Homme devient protagoniste d'une nouvelle révolution industrielle.

La **première révolution industrielle** (environ 1760-1870) s'est présentée comme un processus d'évolution économique ou industrielle de la société qui, d'un système agro-artisanal-commercial, est devenue un système industriel moderne caractérisé par l'utilisation généralisée de machines fonctionnant grâce à l'énergie mécanique, et par l'utilisation de nouvelles sources d'énergie inanimée (par exemple les combustibles fossiles – ma-

---

1 La società a costo marginale zero. L'Internet delle cose, l'ascesa del Commons Collaborativo e l'eclissi del capitalismo, Milano, Mondadori, 2014. ISBN 978-88-04-63980-0

2 La terza rivoluzione industriale. Come il "potere laterale" sta trasformando l'energia, l'economia e il mondo, Milano, Mondadori, 2011. ISBN 978-88-04-61420-3

3 https://it.wikipedia.org/wiki/Internet_delle_cose consulté le 25 août 2015

chine à vapeur), tout cela favorisé par une forte composante d'innovation technologique et accompagné par des phénomènes de croissance, de développement économique et de profondes modifications socio-culturelles de même que politiques[4]. Cette première révolution industrielle démarre dans l'industrie textile (coton), métallurgique (fer) et minière (houille).

La **deuxième révolution industrielle** (environ 1870-1970) démarre, par convention, en 1870 avec l'introduction de l'électricité, des produits chimiques et du pétrole.

La **troisième révolution industrielle** (à partir de 1970) fait référence aux effets de l'introduction massive de l'électronique, des télécommunications et de l'informatique dans l'industrie[5].

Au cours des dernières années, une nouvelle génération de chercheurs et de spécialistes a commencé à se rendre compte que la gestion et le contrôle centralisé du commerce cèdent le pas à une production égalitaire, collaborative et latérale, dans laquelle les échanges de droits de propriétés sur le marché deviennent moins importants que l'accès aux biens et services partagés sur les réseaux, avec une prise de conscience que la vraie valeur économique est de plus en plus comprise dans le **capital social** et de moins en moins dans le capital économique.

Il en résultera principalement une société plus juste basée sur le partage et la collaboration entre les citoyens, ainsi qu'un modèle économique durable notamment d'un point de vue **environnemental**.

Le nouveau paradigme portera à un déclin progressif du marché tel que nous le connaissons aujourd'hui et, dans le même temps, à une croissance de l'**économie de partage (sharing economy)** basée sur la collaboration du consommateur qui devient également producteur (proconsommateur). Il s'agit du premier nouveau modèle économique à apparaitre grâce à la naissance

---

4 https://it.wikipedia.org/wiki/Rivoluzione_industriale consulté le 28 juillet 2015
5 Stefano Battilossi, Le rivoluzioni industriali, Carocci, Roma, 2002, ISBN 88-430-2158-3

du capitalisme et du socialisme du début du XIXe siècle. Une économie libre et mixte se met en place, en partie capitalistique et en partie collaborative. Pour 2050, Jeremy Rifkin prévoit que le capitalisme soit encore présent, mais sans être le système économique exclusif. Les jeunes partagent déjà de nombreux choses, ils produisent et partagent leurs vidéos, leur musique et leurs informations.

Les programmes de formation en ligne ouverts et gratuits font tout cela avec des **coûts marginaux proches de zéro**. Si l'on produit une vidéo, le cout marginal pour la diffuser est pratiquement égal à zéro.

Nous voyons le début d'un nouveau système économique pour lequel il n'y a pas que des producteurs et des consommateurs, des propriétaires et des travailleurs, mais également des **proconsommateurs**, c'est-à-dire des millions de personnes qui accèdent aux plateformes de l'Internet des objets et qui peuvent produire, consommer et partager tout type de service virtuel : des informations, des connaissances et de la musique en contournant les grandes organisations du XXe siècle à un coût marginal presque égal à zéro, donc gratuitement, en grande quantité et en dehors du marché. Il s'agit bien d'une révolution.

Que se passera-t-il pour les **multinationales** ?

De nombreuses grandes multinationales verticales du XXe siècle ont été **détruites** de la même manière que dans le passé, dans le présent et que dans le futur dans l'industrie de la musique, de la vidéo, du livre et de la télévision.

Parallèlement, des milliers de nouvelles **entreprises** de l'économie de **partage** sont apparues, pas seulement Google, Facebook ou Twitter, mais des milliers d'entreprises lucratives ou non lucratives, qui construisent une économie de partage permettant aux jeunes de partager ce qu'ils créent.

Il s'agit d'un procédé assez destructif pour l'économie de marché que nous connaissons actuellement mais il s'agit seulement du début d'une révolution vers la **démocratisation de la vie économique**.

L'Allemagne mène cette révolution et, de la même manière, de petites nations comme le Danemark ou le Costa-Rica fonctionnent bien. L'Allemagne est à l'avant-garde pour l'Internet de l'énergie avec 27 % de l'énergie produite par le soleil ou par le vent. Cela représentera plus de 35 % d'ici 2020, et 100 % d'ici 2040. Les coûts des technologies pour la production d'énergie diminuent fortement, comme cela est arrivé dans l'industrie informatique. Un watt produit par énergie solaire coûtait 150 dollars en 1970, contre 64 centimes aujourd'hui, et le prix descendra à 35 centimes d'ici 18 mois. En Allemagne, lorsque le coût des investissements sera remboursé, le coût marginal de l'énergie produite s'approchera de zéro. Ni le soleil ni le vent n'envoient de factures aux allemands. C'est gratuit. L'Allemagne se dirige vers un système énergétique à cout marginal zéro qui portera son économie à être la plus productive et la plus efficiente au monde, avec d'énormes bénéfices pour ses entreprises et ses ménages.

La **Chine** a également lancé sa politique énergétique avec des investissements d'au moins 82 milliards de dollars à partir de 2015 pour numériser le réseau électronique et le rendre intelligent. Des millions de chinois pourront produire de l'énergie solaire et éolienne chez eux et la partager sur le réseau électrique national.

Dans le secteur de l'<u>ingénierie électronique</u> et des <u>télécommunications</u>, un **réseau intelligent (smart grid)** représente l'ensemble d'un réseau d'<u>informations</u> et d'un <u>réseau de distribution électrique</u>, de façon à permettre une gestion intelligente du réseau électrique.

Cette caractéristique « intelligente » doit être mise en avant sous différents aspects ou fonctionnalités, c'est-à-dire de manière efficace pour la <u>distribution d'énergie électrique</u> et pour une utilisation plus rationnelle de l'énergie tout en minimisant d'éventuelles <u>surcharges</u> et variations de la <u>tension électriques</u> autour de sa valeur nominale[6].

---

6   <u>https://it.wikipedia.org/wiki/Smart_grid</u> consulté le 13 octobre 2015

Le **réseau numérique intelligent (smart grid digital)** est le concept qui, porté par le réseau électrique, se développera de plus en plus au sein des connexions de réseau informatique. Cela ne correspond pas seulement à la Wi-Fi, à la bande large (broadband) ni aux données en masse, mais il faut progresser vers la tendance qui consiste à numériser les trois principaux paradigmes du système économique : l'énergie, les communications et la logistique (y-compris les systèmes de transport).

Les frontières virtuelles n'existent plus, ni même les frontières naturelles devant les grands problèmes mondiaux comme l'évolution démographique, les ressources alimentaires, la surexploitation des ressources terrestres, la pollution non contrôlée de la planète qui cause des problèmes à la limite de la vivabilité, de l'habitabilité et de l'équilibre de la **biosphère**. De grandes problématiques dont nous commençons à être plus que conscients, et que nous ne pouvons plus remettre à plus tard ni même ignorer.

Parallèlement, nous nous dirigeons inévitablement vers une nouvelle conscience sociale mondialisée qui exige un changement complet des paradigmes. Les relations verticales et de force devront progressivement céder le pas à des relations de **collaboration et de partage** des forces.

L'empathie et l'assertivité, mots clés du partage et de la collaboration, devront forcément intégrer des communautés fermées et conservatrices de toute dimension et de tout territoire.

Comme cela a très bien été expliqué par Jeremy Rifkin, l'histoire nous enseigne que chaque changement dans le domaine de **l'énergie, des communications et de la logistique**, porte le monde à l'aube d'une importante révolution économique dans toutes les sociétés du monde. De plus, comme pour tout grand changement, il est fondamental pour le futur de la vie sociale de réussir à saisir les opportunités de ces changements, en renouvelant et en adaptant le monde intérieur à une nouvelle vision globale. Désormais, l'histoire de l'homme et des civilisations est inévitablement liée à une dimension mondiale.

Les évènements paradigmatiques de la troisième révolution industrielle décrits par Jeremy Rifkin ont déclenché la plus grande **accélération de l'évolution** jamais observée dans l'histoire de l'Homme. Il ne tient bien sûr qu'aux Hommes de tirer profit de ces nouvelles opportunités d'autant plus qu'ils ont conscience de cette possibilité de changer.

Le premier grand changement radical est celui du passage progressif d'une conscience individuelle centrée sur soi-même, à une conscience collective ouverte et multifocale. En résumé, réussir à conjuguer le « soi » avec les autres et avec le monde qui nous entoure. Cette vision en trois dimensions, qui définit ainsi ce qu'on appelle la conscience biosphérique, est la nouvelle condition intérieure absolument nécessaire pour recueillir rapidement les grands avantages que ce procédé révolutionnaire mondial peut générer.

Ne pas savoir saisir cette grande opportunité ou, bien pire, ne pas vouloir participer au changement peut conduire à des **évènements sociaux indésirables**, que nous pouvons déjà percevoir, ou du moins les premiers signes.

C'est ce que **l'histoire** nous propose continuellement.

Des individus et des sociétés qui collaborent de plus en plus, qui sont plus impliqués, plus attentifs à la planète sur laquelle ils vivent. Ce **changement** affectera nos vies d'autant plus vite que nous y participerons.

Cela aura lieu aussi bien dans la production de biens, mais surtout dans la sphère collective des relations, des **services** et notamment des services de **santé** pour lesquels la valeur de l'empathie est un des fondements de la conception moderne de la relation médecin/patient.

Cette **relation médecin/patient**, qui a toujours représenté le centre et le pivot de toutes les étapes de processus de « soins », de la prévention au diagnostic, jusqu'à la thérapie.

Dans certains pays, la relation médecin/patient a évolué, laissant ainsi plus de place à des protocoles stériles de chaînes de production issues de « **sociétés** » de la santé gérées par des organisations parfois spéculatives. Ces entreprises sont aussi bien privées que publiques. Elles sont dites spéculatives lorsque, au lieu de se concentrer sur la « production » de soins de santé, elles finissent par s'enrichir.

Pourquoi les systèmes de versement des prestations de soins sont-ils constamment révisés ? Qu'est ce qui change constamment ? Pourquoi ces systèmes publics de soins de santé tendent-ils à se privatiser, et inversement ? Pourquoi le secteur de la santé, aussi important soit-il, fait-il plus que les autres l'objet de débats et de polémiques ? Comment un des services les plus importants qu'un état devrait offrir en priorité peut-il être aussi différent d'un pays à un autre ?

L'évolution de la société a progressivement porté l'attention sur la pyramide des besoins, cela a été également inévitable pour un des services fondamentaux mis en place pour les citoyens dans les sociétés modernes : la « **protection de la santé** ».

Désormais, le **lien étroit entre les individus et l'environnement** est indiscutable dans la correspondance entre la dégradation de l'environnement et les risques pour la santé. À partir de cette prise de conscience, les consciences et la culture de la prévention se sont peu à peu développées.

La crise environnementale, la crise sanitaire et la crise des valeurs sont étroitement liées et interdépendantes. Le système répond aux demandes de soins avec un nombre de plus en plus élevé de prestations extrêmement coûteuses et technologiquement sophistiquées, cherchant ainsi à modifier l'histoire naturelle de la « maladie », qui en soit signifie « santé perdue », négligeant cependant la **prévention** primaire à réaliser aussi bien pour l'environnement pollué et malsain qui nous entoure, que pour les individus, avec une politique appropriée d'information et d'éducation sanitaire pour se diriger vers un mode de vie plus simple et durable.

Les valeurs éthiques et sociales sont parfois opposées aux **valeurs économiques**, ce qui démontre le besoin d'arriver à un système de soins plus durable tout en garantissant des conditions d'égalité et d'universalité.

Tous les pays du monde cherchent des réponses pour **améliorer** la santé de ses citoyens.

Ces différents pays, principalement les plus développés, ont conçu des modèles de gestion de la santé, principalement divisés en deux types : un premier modèle majoritairement public appelé **Beveridge**, du nom du britannique qui, à la fin de la Seconde Guerre mondiale, amena le Royaume-Uni à une couverture d'assurance publique, le « National Health Service », puis le modèle **Bismarck** du nom du politique prusse/allemand qui introduisit le système d'assurance privé.

Ces **différents pays** ont cherché, parfois en réalisant des modifications, à adapter ces modèles d'organisation à l'évolution continue des demandes de soins, au cadre environnemental et économique variable, afin d'assurer au mieux l'état de santé de la population.

Dans les années 90, l'**Organisation mondiale de la santé** a ensuite également déplacé le degré d'attention des systèmes de protection de la santé en concentrant l'attention non plus simplement sur le soin de maladies, mais sur la recherche du bien-être psychophysique des individus et des déterminants environnementaux **du bien-être**.

Pour organiser les soins de santé, l'homme a commencé sa lutte contre les maladies et, au XIXe siècle, s'est concentré sur les thérapies contre les maladies infectieuses. Vers la moitié du XIXe siècle, les premiers **hôpitaux pavillonnaires** se construisent et se montreront rapidement capables d'accueillir et de lier les activités des différentes spécialités qui commençaient à émerger, notamment les spécialités chirurgicales, en conséquence des avancées scientifiques et des pratiques révolutionnaires d'une époque qui a déterminé les bases de l'anesthésie, de la microbiologie, de l'antisepsie et de l'asepsie, mais également des outils de diagnostic de laboratoire, suivis par le diagnostic radiologique

(Röntgen, prix Nobel 1901), auxquels se serait ajouté peu après (Einthoven, 1908) le diagnostic par électrocardiogramme[7].

Pour organiser les soins, au-delà de la gestion du malade grave et donc de l'urgence, il est de plus en plus important de pouvoir gérer la **maladie chronique** grâce à une vision holistique prévoyant une gestion active de la maladie et, plus souvent encore, des maladies chroniques, avec la prévention comme élément central.

Ces dernières années, le modèle traditionnel et hiérarchique des soins de santé qui s'identifie par les soins hospitaliers a commencé à être déstabilisé, non seulement de par ses coûts élevés en énergie, en technologie et en gestion, mais également à cause des profondes modifications épidémiologiques des maladies. Traditionnellement, la pathologie grave a vu se développer une **médecine d'attente**, qui a observé une évolution descendante à l'hôpital, structure de plus en plus dédiée à l'attente, à l'urgence et aux soins intensifs nécessitant une haute technologie. L'hôpital est devenu inefficace dans le traitement des maladies chroniques qui sont de plus en plus répandues et nécessitent des interventions multidimensionnelles, notamment socio-sanitaires.

L'augmentation de **l'espérance de vie** et le vieillissement progressif de la population a conduit à l'augmentation des pathologies dégénératives chroniques et invalidantes, pour lesquelles le modèle d'attente traditionnel de l'hôpital est inapproprié.

Il y a eu à plusieurs reprises des essais de création de **secteurs ambulatoires pour les activités externes** spécialisées au sein de l'hôpital, mais cela s'est montré être un échec, pour plusieurs raisons : les coûts structurels et les coûts de gestion hospitalière sont trop élevés pour ces activités, et les typologies des prestations sont totalement différentes puisque le malade grave doit être pris en charge à l'hôpital alors que le malade chronique

---

7   E. Guzzanti: L'ospedale del futuro: origini, evoluzione, prospettive. Recenti progressi in medicina Vol. 97, N. 11, Novembre 2006 Pag. 594-603

doit être pris en charge sur le territoire grâce au renforcement des modes d'organisation de la prévention.

La confusion entre la gestion des soins pour les maladies graves et la gestion des maladies chroniques, au sein de l'hôpital, a pour conséquence de détourner les ressources de soins de haute technologie et d'urgence destinées aux malades graves. Le centre de gravité d'aide pour les maladies chroniques doit être déplacé sur le territoire, et il est nécessaire d'intervenir de manière plus efficace, également grâce à la prévention. La **prévention** devient donc le **pilier du modèle collaboratif** des soins dans la médecine de territoire : non seulement pour sa dimension de protection et de promotion de la santé, mais également pour une meilleure utilisation des ressources entrainant une diminution des coûts. Les nouvelles stratégies pour l'intégration des politiques sanitaires doivent absolument tenir compte de la **viabilité environnementale**.

Après une période d'évolution permanente et d'adaptation de la structure spécifique réalisée pour les soins de plus en plus précis et efficaces, techniquement avancés et positifs pour le pronostic (**l'hôpital**), l'accent a été placé sur le **territoire** pour plusieurs raisons.

L'hôpital est une structure très sophistiquée et développée du point de vue technologique, avec des coûts de gestion élevés justifiés uniquement pour des prestations intensives de soins aux malades graves en situation d'urgence, et possibles uniquement dans un milieu protégé.

Le **territoire** devient donc beaucoup plus important, non seulement pour fournir une assistance et des soins peu intensifs en garantissant également la continuité des soins et une amélioration de la condition du patient, mais surtout pour prévenir et anticiper les pathologies (diagnostic précoce !) tout en représentant un important filtre d'entrée et de sélection pour les hospitalisations.

Par vocation, **l'hôpital** s'occupe (ou devrait s'occuper !) de la totalité des malades graves tandis que les soins extra hospitaliers s'occupent (ou devraient s'occuper !) surtout des personnes saines et agir pour que ces derniers soient le moins malades possible.

La **population cible** du territoire est donc constituée à 40 % de personnes saines, pour 40 % d'individus sains présentant des facteurs de risques et, pour finir, de 20 % de personnes malades (dont 10 % présentant un handicap).

La **mission** de l'hôpital se situe au niveau le plus élevé des soins de dommages biologiques chez les individus, alors que la mission du territoire est d'éviter, grâce à de multiples stratégies, des effets négatifs sur la santé de la population et, bien avant, d'informer sur les risques et de sensibiliser aux modes de vie plus sains.

Dans un modèle collaboratif de médecine du territoire, les professionnels de santé et les médecins traitant sont les figures centrales nécessaires à la réalisation d'une médecine proactive. La **médecine proactive** a pour composante essentielle la promotion de la santé et la prévention. La santé d'une communauté est déterminée par des facteurs socioéconomiques et environnementaux, ainsi que par le mode de vie et l'accès aux services. Il est évident que seul un modèle de médecine collaborative sur le territoire prévoyant la prévention au centre du système pourrait garantir la mise en œuvre de cette large gamme d'initiatives, de projets et de politiques indispensables pour une promotion efficace en matière de santé.

Dès lors, il convient de mettre en place une stratégie intégrée entre les organismes gouvernementaux et non gouvernementaux, dans les domaines d'intervention possibles au niveau territorial : de l'intervention des médecins sur le territoire et dans les écoles, aux interventions de l'administration publique, par des activités de formation basées sur des données épidémiologiques. Le concept d'intégration est fondamental et doit être développé dans un modèle collaboratif de **Territoire Zéro** dont les fondements sont la médecine à domicile et la télémédecine :

c'est-à-dire chercher à ce que les soins de santé soient plus proches des citoyens.

La médecine moderne (à l'exception du malade grave) doit devenir « **d'initiatives** », c'est-à-dire qu'il ne doit plus appartenir au patient de se tourner vers le système hospitalier, mais c'est au système Territoire Zéro de prendre en charge la santé du citoyen de manière proactive, en cherchant à prévenir l'évolution de la maladie chronique. La médecine proactive a pour objectif clé d'éviter la maladie (prévention primaire avec ses instruments d'information, d'éducation sanitaire, de responsabilisation, de contrôle et de communication sur les facteurs de risque), de reconnaitre précocement l'apparition d'un état pathologique (prévention secondaire) grâce à des interventions ciblées, rapides et hautement qualifiées, grâce à des études épidémiologiques et une surveillance de la santé collective ainsi que des déterminants de santé.

Pour développer le territoire, synonyme d'une approche active et préventive, multidisciplinaire, intégrée, non hiérarchisée, avec une structure en réseau, il est nécessaire d'avoir une informatisation élevée (**internet des objets**). Parmi les outils ayant une croissance exponentielle, on retrouve les applications, un des éléments clé de la communication entre le médecin et le patient (ensemble énergétique bidirectionnel) indispensable pour obtenir l'effet de synergie fondamentale pour une action thérapeutique efficace.

La durabilité du système sanitaire dans un modèle collaboratif doit absolument être également liée à une intégration du **social** sur le territoire dans une logique Territoire Zéro (sharing economy, économie de partage).

Le Territoire ZÉRO est une opération simple tout en étant complexe. L'idée est simple : il s'agit de mettre au point une société qui tend vers une entropie nulle. Le travail pour y arriver est complexe puisque cela implique de nouveaux paradigmes mentaux, de nouveaux modèles de formation, de nouvelles stratégies industrielles, de nouvelles structures administratives qui prévoient par exemple le dépassement des départements de l'énergie, du développement économique, de l'environnement, de l'agriculture, en faveur de départements pour les biens communs ou pour les ressources du territoire. Les réseaux intelligents de distribution (smart grid digital) sont les infrastructures de l'Internet des objets qui permettent la connexion entre l'énergie, la communication et la logistique. Dans l'ingénierie de l'électricité et des télécommunications, un réseau intelligent est un ensemble constitué d'un réseau d 'information et d'un réseau de distribution électrique afin de permettre la gestion du réseau électrique de manière « intelligente » sous différents aspects ou fonctionnalités, c'est-à-dire de manière efficace pour la distribution d'énergie électrique et pour une utilisation plus rationnelle de l'énergie tout en minimisant d'éventuelles surcharges et variations de la tension autour de sa valeur nominale[8].

Selon le cadre idéologique de Jeremy Rifkin, un **modèle collaboratif** (les communaux) doit être appliqué à la manière dont la nourriture et l'énergie sont produites et dont la production de déchets polluants est évitée à la fin du cycle de consommation. Selon les auteurs, l'organisation des soins de santé sur le territoire, au travers du pilier collaboratif de prévention (**Zero Disease**), ne peut se baser que sur les communaux. Le réseau intelligent de distribution des soins se met donc en place.

Dans « *La nouvelle société du coût marginal zéro* », Jeremy Rifkin soutient qu'un nouveau système économique s'impose sur la scène internationale et que le développement d'Internet entraine le « communal collaboratif », le premier nouveau paradigme économique issu du capitalisme et du socialisme au XIXe siècle ; le communal collaboratif change notre façon d'organiser la vie économique en offrant ainsi la possibilité d'une réduction drastique des inégalités de revenus grâce à la démocratisation d'une économie mondiale et à la naissance d'une société écologiquement plus durable. Dans un scénario de Troisième révolution

---

8   https://it.wikipedia.org/wiki/Smart_grid consulté le 24 août 2015

industrielle, il est inconcevable d'avoir un modèle sanitaire basé sur la concentration comme celui qui a prospéré au cours de la deuxième révolution industrielle.

Dans un scénario de Troisième révolution industrielle, il est inconcevable d'avoir un modèle sanitaire basé sur la concentration comme celui qui a prospéré au cours de la deuxième révolution industrielle. Ce modèle doit dont être dépassé une fois pour toute en introduisant des pratiques de **prévention** distribuées sur le territoire.

En effet, il n'est pas dit que le système sanitaire publique d'un État ou d'une région (modèle « **Beveridge** ») soit toujours de meilleure qualité que le système sanitaire privé d'un État ou d'une région (modèle « **Bismark** »).

Au contraire, il est très probable que des États ou des régions doivent mettre en place un modèle où le secteur public et le secteur privé seront en **compétition** afin d'obtenir des services sanitaires efficients et efficaces.

Le cadre idéologique de Jeremy Rifkin voit les trois paradigmes fondamentaux (énergie, communication et logistique) être complémentaires dans une économie qui passera d'une structure hiérarchique et verticale à une structure de plus en plus **distribuée** au travers de systèmes économiques de partage. Les soins sont également des services et devront donc évoluer vers l'économie de partage (sharing economy) et les communaux collaboratifs (commons).

Dans le modèle social présenté par Jeremy Rifkin, les services sanitaires peuvent-ils également **remplacer** les deux modèles historiques d'organisation de Bismark et Beveridge ?

Il apparait également pour les services sanitaires que, pour satisfaire la nouvelle demande de santé de manière appropriée, il est nécessaire d'avoir la meilleure économie de système avec le meilleur rapport coût/bénéfice et l'entropie la plus faible possible. Les soins de santé se dirigent vers le développement de l'économie de partage (sharing economy) et le développement des communaux collaboratifs (commons) au sein desquels le rapport entre les institutions, les citoyens et les spécialistes sera révolutionné par un nouveau citoyen-patient de plus en plus actif et conscient de ses droits. Les réseaux numériques intelligents pour la santé (**Health Smart grid Digital**) seront de plus en plus fréquents.

Les paradigmes fondamentaux des réseaux numériques intelligents pour la santé, qui servent de base solide pour le nouveau modèle, correspondent à une complémentarité entre les paradigmes d'un **Territoire Zéro** orienté vers une société du coût marginal zéro, avec **Maladie zéro** axée sur la lutte contre la maladie qui cherche à tendre idéalement vers zéro maladie.

TERRITOIRE ZÉRO	**ZÉRO MALADIE (ZERO DISEASE)**
ÉNERGIE	ÊTRE EN BONNE SANTÉ
COMMUNICATION	RELATION MÉDECIN/PATIENT (Rôle d'Internet dans la médecine préventive et prédictive)
LOGISTIQUE	SOINS (modèle de gestion de la santé)

Ces prédictions de Jeremy Rifkin sont applicables non seulement à la production de tous les biens et à tous les **services**, mais encore plus au service le plus fondamental, celui de la protection de la santé.

Le paradigme de l'énergie de territoire zéro se trouve réciproque avec le maintien de la santé (**être en bonne santé**) de maladie zéro.

Le paradigme de la communication de territoire zéro trouve une correspondance avec l'évolution de la **relation médecin/patient** grâce au développement d'Internet et au renforcement de la médecine préventive et prédictive de zéro maladie.

Le paradigme de la logistique de territoire zéro trouve une correspondance avec le **modèle organisationnel** de gestion de la santé (soins) de zéro maladie.

Dans le domaine **sanitaire**, grâce à l'utilisation de plusieurs éléments spécifiques énergétiques (conscience biosphérique), de communication (l'empathie, la responsabilisation et la détermination) et de logistique sanitaire, on verra se développer une « troisième voie » : le communal sanitaire, c'est-à-dire l'économie de partage (sharing economy) et les communaux collaboratifs (communaux).

2. L'évolution historique du système de santé

2.1 D'Hippocrate à la découverte des antibiotiques

Hippocrate, qui est né en **460 av. J.-C.** en Grèce et mort en 377 av. J.-C., est considéré comme étant le père de la médecine. Le besoin de soigner les maladies est né avec l'origine même de l'Homme, comme nécessité spontanée du malade de vivre en collectivité sans rester seul devant la maladie. Le « medicus » n'est pas seulement celui qui sert de médiateur entre le patient et la maladie, mais il s'interpose entre la douleur et la mort, jouant souvent au cours des siècles un rôle à la fois magique et sacerdotale. Les premières écoles de médecines se développèrent en Grèce et dans la Grande-Grèce dont faisaient partie la Sicile et la Calabre. A Crotone, dans la région Calabre, l'école de **Pythagore (570 av. J.-C. – 495 av. J.-C.)**[9] était très réputée. Au centre de la conception d'Hippocrate on ne trouvait pas la maladie, mais l'Homme, avec une attention particulière pour l'alimentation et l'environnement, il fut le précurseur de la connaissance des premiers déterminants de maladies liés à l'alimentation et à la salubrité de l'air. Les textes d'Hippocrate (ou supposés comme tels) ont été analysés dans les universités jusqu'en **1700**. Ces écrits étaient axés sur la prudence et sur la précaution avant toute intervention, avec une utilisation parcimonieuse des thérapies disponibles, puisqu'à l'époque il n'y avait que très peu de remèdes, la pharmacologie n'étant pas connue et la phytothérapie n'était qu'à ses début et ne s'est développée qu'un siècle plus tard avec **Théophraste (371 av. J.-C.),** élève d'Aristote (384 av. J.C.) à qui nous devons une évolution considérable des sciences naturelles.

---

9   http://pacs.unica.it/biblio/storia1.htm consulté le 21 juin 2015

Hippocrate a offert à la médecine une empreinte globale avec à son centre l'Homme et l'environnement, et devint ainsi le précurseur des théories environnementales modernes les plus évoluées, parmi lesquelles nous retrouvons les théories économiques et écologiques de notre économiste de référence, Jeremy Rifkin, qui nous a inspiré cette description du nouveau paradigme de la médecine avec ce livre que nous défendons : *Zéro maladie*.

Hippocrate introduit les premiers concepts de l'éthique médicale et c'est à son école que nous attribuons le **serment du médecin** :

- *« Je jure par Apollon, médecin, par Asclépios, par Hygie et Panacée, par tous les dieux et toutes les déesses, les prenant à témoin que je remplirai, suivant mes forces et ma capacité, le serment et l'engagement suivants :*
- *Je mettrai mon maître de médecine au même rang que les auteurs de mes jours, je partagerai avec lui mon savoir et, le cas échéant, je pourvoirai à ses besoins ; je tiendrai ses enfants pour des frères, et, s'ils désirent apprendre la médecine, je la leur enseignerai sans salaire ni engagement.*
- *Je ferai part de mes préceptes, des leçons orales et du reste de l'enseignement à mes fils, à ceux de mon maître et aux disciples liés par engagement et un serment suivant la loi médicale, mais à nul autre.*
- *Je dirigerai le régime des malades à leur avantage, suivant mes forces et mon jugement, et je m'abstiendrai de tout mal et de toute injustice.*
- *Je ne remettrai à personne du poison, si on m'en demande, ni ne prendrai l'initiative d'une pareille suggestion ; semblablement, je ne remettrai à aucune femme un pessaire abortif.*
- *Je passerai ma vie et j'exercerai mon art dans l'innocence et la pureté. Je ne pratiquerai pas l'opération de la taille, je la laisserai aux gens qui s'en occupent.*
- *Dans quelque maison que j'entre, j'y entrerai pour l'utilité des malades, me préservant de tout méfait volontaire et corrupteur, et surtout de la séduction des femmes et des garçons,*

- *Si je remplis ce serment sans l'enfreindre, qu'il me soit donné de jouir heureusement de la vie et de ma profession, honoré à jamais des hommes ; si je le viole et que je me parjure, puissé-je avoir un sort contraire ! »*

L'hygiène, du grec « salutare », est la branche de la médecine qui s'occupe de la santé au sens large, de la conception la plus ancienne qui étudie la salubrité de l'air, du sol et des eaux, jusque sa conception moderne qui étudie l'organisation des services de soins pour la santé publique et privée de la manière la plus efficiente et efficace possible. L'hygiène s'est toujours occupée de la prévention des maladies.

Démocrite (460 av. J.-C. – 370 av. J.-C.) a développé la théorie es pores qui conditionna le manque de conditions d'hygiène au Moyen Âge. Pour l'école de Démocrite, le fait que les pores soient ouverts ou fermés entrainaient respectivement soit une condition de détente ou de tension. Selon cette théorie, il fallait chercher à maintenir les pores ouverts de façon naturelle, notamment en faisant attention à la manière de se laver et à la température de l'eau. Ce concept fut mal interprété au Moyen Âge et condamna l'eau comme responsable de la fermeture des pores.

Heureusement, les théories erronées de Démocrite ont été révisées seulement quelques siècles après (Moyen-Âge), tandis qu'au cours de l'époque grecque puis de l'époque romaine, l'hygiène a connu une évolution considérable. L'eau représentait un élément crucial dans *la société romaine*, et l'on vit son développement également grâce à la construction d'imposants aqueducs qui traversaient les rues de l'empire et qui permirent de développer considérablement les thermes et les saunas avec des systèmes avancés pour l'eau et les égouts.

La lutte contre les maladies notamment infectieuses a été menée au cours des siècles surtout grâce aux *différentes techniques d'hygiène* qui, comme nous le verrons, portèrent au développement de la médecine préventive jusqu'aux deux récents types de médecine, prédictive et personnalisée.

Pour combattre les maladies, au cours des derniers siècles des structures accueillant une haute concentration de médecins et de technologies se sont développées : les hôpitaux. Les origines de *l'hôpital* moderne peuvent remonter au début du XXe siècle lorsque les grands propriétaires terriens demandèrent dans leur testament des structures qui s'occuperaient des pauvres et malades moribonds. Des structures de charité presque toujours gérées et organisées par les religieux.

Bien que le XIV\ :sup:`e` et le XVII\ :sup:`e` siècles aient connu des épidémies de peste catastrophiques et que la **lèpre** et la **tuberculose** aient fait rage, on n'avait pas conscience que la maladie pouvait contaminer d'autres organismes vivants. On ne connaissait pas les modalités de transmission des maladies infectieuses et la théorie la plus enracinée était que les odeurs portaient la contamination, mais personne ne savait de quelle manière. Au Moyen Âge, il n'y avait aucun concept d'hygiène et les malades étaient installés sur des lits avec des draps sales qui étaient réutilisés sans être lavés.

L'**hôpital** de la première révolution industrielle remonte au **XVIII\ :sup:`e` siècle**, de grande dimension avec de multiples fonctions, entre le social et le sanitaire, où se trouvaient des malades hospitalisés fébriles, des femmes enceintes, des malades psychiatriques, des malades chirurgicaux portant un risque de gangrène nosocomiale, ainsi que des pauvres cherchant un toit et de la nourriture, et il n'était pas rare d'observer des religieuses déplacer des cadavres.

Avec l'augmentation des connaissances en hygiène de l'environnement, les hôpitaux pavillonnaires se développèrent pour lutter contre les **maladies infectieuses** et étaient constitués de bâtiments bas séparés entre eux afin de réduire au minimum la contamination entre les malades. Vers 1850, commencèrent les premières constructions des hôpitaux pavillonnaires, nous pouvons encore aujourd'hui les observer dans certaines aires métropolitaines anciennes, comme par exemple la polyclinique Umberto et l'hôpital San Camillo de Rome.

Jérôme Fracastor (1478-1553), médecin, mathématicien et poète, enseigna la logique à l'université de Padoue. Il écrivit le poème latin *La Syphilis sive de morbo gallico* (1530) dans lequel il est question d'un jeune et beau berger qui, après avoir offensé Apollon, se voit souffrir d'une maladie ulcéreuse comme punition. La syphilis, maladie vénérienne dont l'apparition était alors très récente, prend ainsi le nom de ce poème. Il fut parmi les premiers à considérer que les maladies épidémiques étaient transmises par une sorte de semence qui propageait la contamination (De Contagione et Contagiosis Morbis, 1546) [10].

Carlo Francesco Cogrossi (1682-1769) est le premier à s'être rendu compte que dans la peste bovine étaient présents des organismes vivants qui transmettaient la peste, mais sa théorie est restée lettre morte.

Edward Jenner (1749-1823) était un <u>médecin</u> et <u>naturaliste</u> britannique, connu pour l'introduction du <u>vaccin</u> contre la <u>variole</u>, et est considéré comme le père de l'<u>immunisation</u>.

L'utilisation de <u>moisissures</u> et de <u>plantes</u> particulières pour soigner les infections était déjà reconnue dans de nombreuses cultures anciennes (<u>grecque</u>, <u>égyptienne</u>, <u>chinoise</u>), leur efficacité était due aux **substances antibiotiques** produites par les espèces végétales ou par les moisissures. Il n'était pas possible de distinguer le composant réellement actif, ni de l'isoler. <u>Vincenzo Tiberio</u>, médecin natif du Molise ayant étudié à l'<u>université de Naples</u>, avait déjà décrit en 1895 le pouvoir bactéricide de certaines moisissures[11].

---

10 <u>http://www.chieracostui.com/costui/docs/search/scheda.asp?ID=2661</u> consulté le 10 août 2015

11 <u>Gli antibiotici? Una scoperta italiana</u>, almanacco.rm.cnr.it. consulté le 10 août 2015

Les recherches <u>modernes</u> ont débuté avec la découverte, par hasard, de la <u>pénicilline</u> en <u>1928</u> par <u>Alexander Fleming</u>. Plus de dix ans plus tard, **Ernst Chain** et **Howard Walter Florey** réussirent à obtenir les antibiotiques en forme pure. Ils ont obtenu tous les trois le <u>prix Nobel de médecine</u> en 1945.

2.2 Les systèmes de santé : publique (welfare state e Beveridge) et privé (Bismark)

Bruno Corda Angelo Barbato Angela Meggiolaro

L'État providence, également appelé welfare state, se base sur le principe d'égalité et caractérise les États de droit modernes. Les droits et les services garantis par le welfare state sont essentiellement les **soins de santé**, l'éducation et la sécurité sociale. Les systèmes nationaux, avec une évolution majeure de l'État providence, prévoient des investissements plus importants ainsi que des programmes pour la défense de l'environnement et des indemnités de chômage (revenu de base).

Les modèles de soins de santé sont fondamentalement au nombre de deux : un système assurantiel (**Bismarck**) à caractère privé et un service national de santé (**Beveridge**) à caractère public et universel.

Pour le **welfare state**, l'Europe d'après-guerre, jusqu'aux années 80, relève de quatre grandes zones : les pays scandinaves, anglo-saxons, l'Europe continentale et l'Europe du Sud. Bien qu'il ne s'agisse que de généralisations, on peut affirmer que d'un point de vue historique le nord de l'Europe est caractérisé par le modèle universel (Beveridge) tandis que l'Europe continentale et l'Europe du sud sont essentiellement caractérisées par le système assurantiel (Bismarck).

La littérature scientifique et de vulgarisation offre une large variété de traités sur l'**histoire de la santé publique,** fournissant ainsi un panorama sans aucun doute varié sur les différents aspects et domaines d'intérêts. En 1989 Mullan a écrit sur l'histoire de la santé publique aux États-Unis. En 1998 Duffy s'est concentré sur le travail des aides-soignants, en 2002 Fee a donné suite à une grande variété d'articles sur les aspects historiques de la santé publique, tandis que Werner et Tighe, en 2006, ont mis en avant le lien entre la santé publique et la clinique[12].

Dans les cultures anciennes, la santé publique était axée exclusivement sur les mesures **d'hygiène publique**. Au cours de l'empire romain, les soins aux infirmes pauvres étaient confiés aux archiatres payés par les villes. La création des premières structures hospitalières remonte au Moyen Âge : il s'agissait de centres dont la valeur était plus caritative que sanitaire. En effet, les premières institutions de ce genre se développèrent à proximité des sièges apostoliques, des monastères, ainsi que le long des itinéraires de pèlerinage.[13]

La première tentative de classification méthodique des maladies a été menée durant la **Renaissance**, tandis que le siècle des Lumières voit se réaliser les premières recherches sur les maladies et l'état général de la population. [10] La révolution française et la **première révolution industrielle** (environ 1760 – 1870) avec l'urbanisation qu'elle a entraînée, ont favorisé des mesures d'incitation en matière de santé publique.

Le « **mouvement sanitaire** » est un produit de la **seconde révolution industrielle**, une nouvelle approche de santé publique développée en Angleterre entre 1830 et 1840. Avec la croissance de l'industrialisation et de l'urbanisation, la prise de conscience progressive de l'importance de l'hygiène personnelle et du traitement des déchets humains a conduit, comme choix stratégique pour la lutte contre les maladies infectieuses, à assainir et à nettoyer les villes. Cependant, comme cela a été remarqué par Edwin Chadwich, le nettoyage des villes, au sens littéral, a reçu au cours du temps un sens opposé, et a été perçu comme l'éloignement d'une menace potentielle pour la santé représentée par les « classes dangereuses ». D'autres villes européennes, telles que Paris et Naples, ont suivi l'exemple et ont entrepris des projets de

---

12 Fallon, L. F., & Zgodzinski, E. J. (2005). Essentials of public health management. Jones & Bartlett Learning

13 http://www.treccani.it/enciclopedia/sanita-pubblica_(Dizionario-di-Storia) dernier accès : 1er octobre 2015

reconstruction à grande échelle. Même si ces réformes technologiques ont constitué une étape importante incontestable pour la santé publique, elles ont souvent entraîné l'exclusion de réformes économiques et éducatives. [14]

Le concept de santé publique a donc élargi ses champs d'application et ses domaines d'intérêt au cours du temps, se présentant d'abord comme une action qui s'adresse aux communaux afin d'éviter les maladies et les risques pour la santé et le bien-être des individus et de la population, et est ensuite parvenue à inclure aussi bien la promotion que la protection de la santé[15].

Au **XVIIIe siècle**, en **Europe**, l'organisation de la santé publique était réalisée exclusivement par les instances de justice et de police dont les tâches étaient limitées à la gestion des épidémies et des foyers infectieux.

L'**Angleterre** met en place le British factory act pour la règlementation des charges de travail dans les usines (1833), puis institue en 1948 le service national de santé (National Health Service), et désigne les médecins de santé publique, appelés les Medical Officer of Health[13].

De façon surprenante, c'est aux **États-Unis** que revient la primauté et la première tentative d'institution d'un système sanitaire de caractère universaliste, étendu à la majorité de la population. En 1910, C. Chapin écrivit ce qui devint ensuite le texte de référence pour la « santé publique », et pas uniquement aux États-Unis.

Entre les lignes, on peut lire l'idéal d'une santé publique qui n'est pas seulement la « science et l'art de prévenir les maladies » mais également la promotion de la qualité de vie, du main-

---

14 http://oyc.yale.edu/history/hist-234/lecture-11 HIST 234 consultato 1 novembre 2015 EPIDEMICS IN WESTERN SOCIETY SINCE 1600Lecture 11 - The Sanitary Movement and the "Filth Theory of Disease" Overview

15 Origini e sviluppo della sanità pubblica Sanità pubblica http://www.sociologia.uniroma1.it/users/tarsitani/storia%20sanit%C3%A0%20pubb%20SSN.pdf consulté le 1er novembre 2015

tien et de l'allongement de l'état de santé et des capacités physiques, et dans ce contexte le **rôle participatif de toute la communauté** devient fondamental. Dans ce modèle « **collaboratif** » de santé publique, la communauté assume, bien que cela soit passif, un rôle directeur pour assurer le maintien des niveaux de vie adaptés et appropriés pour l'allongement de l'état de santé.

Parmi les grandes lignes d'action du document, on retrouve l'éducation du patient aux mesures communes de prévention et aux règles élémentaires **d'hygiène**, ainsi que la prévention de la salubrité de l'environnement.

La **santé publique** devient ainsi un « système de soins » qui commence à affirmer un cadre organisationnel tangible et initialement structuré en centres de pouvoir et de contrôle et en systèmes de prestations de santé. C'est-à-dire que, comme nous le verrons avec l'évolution historique de ces modèles publiques dans plusieurs pays, l'impossibilité de maintenir une séparation et une distinction entre les rôles centraux (centre de pouvoir et de contrôle) et le rôle fournisseur a lourdement contribué à la crise du système.

Le concept de **nouvelle santé publique**[16] émerge actuellement. Selon ce dernier, la santé représente un investissement pour la vie de la communauté. La nouvelle santé publique se concentre sur le comportement des individus dans leur environnement ainsi que sur les conditions qui influencent ce comportement.

Le **champ d'application** de la santé publique n'inclut pas uniquement le champ scientifique, mais également les champs socioculturels et politiques.

En plus de la notion classique de prévention des maladies, le travail de santé publique s'occupe de **promouvoir la santé** physique et mentale des individus. Ces objectifs se concrétisent dans la tentative d'influencer les habitudes et les conditions de vie,

---

16 http://www.eupha.org/documents/publications/eupha_10_statements_(it alian).pdf consulté le 25 août 2015

ainsi que dans la promotion de l'estime de soi, de la dignité humaine et du respect.

La santé publique est l'ensemble des actions réalisées par la société pour améliorer la santé d'une population.

Une classification généralement acceptée par les systèmes de santé se base sur les modalités de financement et utilise une distinction entre les **systèmes basés sur l'assurance** (Social Health Insurance) et les **systèmes sur une base fiscale** (General taxation).

Les **systèmes de santé** apparaissant comme les plus solides en Europe sont : le modèle Beveridge, le modèle Bismarck, le modèle Mixte, le modèle Semashko.

Alors que les deux derniers présentent des caractéristiques hybrides, nous pouvons identifier des différences importantes entre les **deux premiers**.

Le **modèle mixte** prévoit la présence simultanée d'un mécanisme d'impôts et de formes d'assurance sociale, garantissant la couverture de toute la population.

Enfin, le **modèle Semashko** est typique des pays qui vivent ou qui ont vécu au cours des dix dernières années un scénario politique et social de transition (l'Europe centrale et les pays de l'ex Union soviétique). Un tel système peut être comparé au modèle Bismarck, notamment pour les connotations liées aux mécanismes d'assurance sociale, bien que cela soit financé par des retenues directes sur le revenu.

Pour le **modèle Beveridge**, les systèmes de santé sont majoritairement financés par les recettes fiscales et devraient proposer l'intégralité des prestations. La taxation peut être directe ou indirecte, nationale ou locale.

La couverture d'assurance publique britannique (National Health Service, **NHS**) a été fondée en 1948 dans le but de dispenser des soins de santé gratuits à toute la population britannique.

Il s'agit du premier système de santé national de type « Beveridge », universel, gratuit, financé par les taxes générales[17].

La première tentative de « déverticalisation » du système de santé a été réalisée en Grande-Bretagne, en 1990 avec le NHS et le Community Care Act, plus connu sous le nom de la **réforme Thatcher**.

L'histoire, dès les premières réformes, et l'évolution du système de santé selon la théorie de Darwin, ne semblent pas avoir favorisé des modèles organisationnels verticalement intégrés, centralisés ni monocratiques pour la régulation de l'offre et de la demande, mais ils ont dévié vers des formes plus « **collaboratives** » de gestion et de distribution des soins de santé. En ce qui concerne la réforme Thatcher, celle-ci visait des objectifs précis pour inciter à l'efficience des services, tout cela en cassant le modèle hiérarchique et monolithique en faveur d'un modèle de séparation entre l'acquéreur et le distributeur. Cela implique également l'introduction de mécanismes de concurrence entre les producteurs, tout en conservant cependant les principes de solidarité sous-jacents au financement et à l'accès aux services d'un système publique.

À la fin des années 80, la proposition de l'économiste Enthoven (1988) de réformer les systèmes de soins européens à la lumière de l'expérience américaine des OSSI (Organisations de soins de santé intégrés) est largement soutenue par les **gouvernements conservateurs**, comme ceux de Reagan et, notamment, de Thatcher. Avec la réforme de 1990, l'Angleterre adopte une variante des marchés mixtes appelée marchés uniques (internal markets) au sein desquels la compétition entre les producteurs publiques ou privés est activée par des agences publiques spéci-

---

17 http://www.sochealth.co.uk/national-health-service/reform-of-the-national-health-service/ consulté le 27 août 2015

fiques qui jouent le rôle des représentants des patients (sponsors) et qui, à partir d'un financement prédéfini, achètent chez les producteurs les services de santé pour la population par le biais d'appels d'offres. L'idée des marchés mixtes passe de l'Angleterre au reste de l'Europe, avec des applications variées dans les différents systèmes de santé européens, variant entre les deux pôles opposés de la programmation totale et du marché libre, tout en adoptant des formes hybrides intermédiaires d'organisation sanitaire avec différentes combinaisons entre mécanismes hiérarchiques de contrôle et de concurrence[18].

Dans le modèle **Bismark**, conçu en Allemagne en <u>1883</u> et introduit par le chancelier <u>Otto von Bismarck</u> pour favoriser la réduction de la mortalité et des accidents de travail, ainsi que pour mettre en place une première forme de sécurité sociale, les systèmes sont financés par les assurances sociales. Le modèle Bismark, de type privé, est caractérisé d'un côté par des contributions stables généralement basées sur les revenus, et d'un autre côté, par les organismes appelés caisses d'assurance maladie, qui sont les structures administratives du système et les organismes payeurs des soins. Le nombre de caisses et leur dimension varient beaucoup en fonction du nombre d'inscrits et de leur situation, tandis que les taux de cotisation sont déterminés la plupart du temps par le gouvernement. Dans certains pays il est possible de choisir la caisse à laquelle adhérer (par exemple en Allemagne, aux Pays-Bas ou en Suisse), mais certains pays n'offrent pas cette possibilité. En ce qui concerne le système de santé **allemand**, il faut remonter jusqu'au 18 janvier 1871 lors de la naissance de l'empire allemand, ou Deutsches Kaiserreich, le Deuxième Reich, suite aux guerres austro-prussiennes et franco-prussiennes qui se sont toutes deux achevées avec la victoire de

---

18 Saltman e von Otter, 1995; Nicita, 2003

l'Allemagne. Il s'ensuivit une période caractérisée par une forte peur ressentie par les monarchies des différents États, et la Révolution française se répéta également en Allemagne. Le nationalisme allemand se déplace rapidement de son caractère libéral et démocratique de 1848 à la Realpolitik autoritaire d'Otto von Bismarck, qui utilise l'approche de « la carotte ou du bâton ». Le mouvement socialiste est interdit et un État social particulièrement avancé est créé. Cet État se base sur les assurances sociales obligatoires et est financé par les contributions des entreprises et des travailleurs. En 1883 une assurance maladie est instaurée, puis en 1884 une assurance contre les accidents de travail et, en 1889, les pensions d'invalidité et de vieillesse sont mises en place.

C'est ainsi que se créa ce qui, à l'époque, était le système de protection sociale le plus avancé au monde. Un modèle (modèle Bismarck) qui a servi d'exemple, jusqu'au début du XXe siècle, adopté par la plupart des pays industrialisés et encore aujourd'hui présent en Allemagne et dans d'autres pays. Un modèle **coûteux** où, après les États-Unis, dans le classement de l'OCDE correspondant au pourcentage du PIB consacré à la santé (en 2012), on retrouve tous les pays appartenant au modèle Bismarck, avec l'Allemagne à la 5ème place avec 11,3 %.

Cela vaut également pour les **dépenses de santé par habitant**, qui sont de 4 811 dollars en Allemagne en 2012, dont 3 651 dollars (75,9 %) de dépenses de santé publique. Des dépenses largement inférieures à celles des États-Unis, mais amplement supérieures à la moyenne de l'OCDE (3 484 dollars) ainsi qu'aux dépenses britanniques (3 289 dollars) et italiennes (3 209 dollars).

Après la **crise financière de 2008**, l'Allemagne, de même que la moyenne des pays de l'OCDE, a connu un ralentissement important de la croissance annuelle des dépenses de santé qui sont passées de 4 % en 2008 à un peu moins de 1 %, tandis que certains pays d'Europe du Sud ont subi une forte réduction des ressources disponibles en termes réels : - 2 % pour l'Espagne,

- 3 % pour l'Italie, - 6 % pour le Portugal et – 10 % pour la Grèce.

En matière de charges pour les citoyens, l'**Allemagne** dépense beaucoup pour la santé, mais elle produit surtout une énorme quantité de services, avec un niveau faible de dépenses directes assumées par les patients. Cela nous prouve qu'il s'agit d'un système techniquement efficace.

Pour comprendre le fonctionnement du système sanitaire allemand il faut faire un retour en arrière, jusqu'au 18 janvier 1871, date de naissance de l'**empire allemand** (Deutsches Kaiserreich, le Deuxième Reich) suite aux guerres austro-prussiennes et franco-prussiennes qui se sont toutes deux achevées par la victoire de l'Allemagne. Il s'ensuivit une période caractérisée par une forte peur ressentie par les monarchies des différents États, et la Révolution française se répéta également en Allemagne. Le nationalisme allemand passe rapidement d'un caractère libéral et démocratique en 1848 à la Realpolitik autoritaire d'Otto von Bismarck, qui utilise l'approche de « la carotte ou du bâton ». Le mouvement socialiste est interdit et un État social particulièrement avancé est créé. Cet État se base sur les assurances sociales obligatoires et est financé par les contributions des entreprises et des travailleurs. En 1883 une assurance maladie est instaurée, puis en 1884 une assurance contre les accidents de travail et, en 1889, les pensions d'invalidité et de vieillesse sont mises en place.

C'est ainsi que se créa ce qui, à l'époque, était le système de protection sociale le plus avancé au monde. Un modèle (modèle **Bismarck**) qui a servi d'exemple, jusqu'au début du XXe siècle, adopté par la plupart des pays industrialisés et encore aujourd'hui présent en Allemagne et dans d'autres pays.

La population allemande est composée de 81,8 millions de citoyens. 85 % de ces derniers sont inscrits à une des **132 assurances sociales** « obligatoires » (Krankenkassen). Il s'agit d'assurances « non lucratives », de caisses d'assurance maladie, qui ne peuvent être définies comme publiques, mais qui ne sont pas non plus privées. Jusqu'en 1996 l'inscription était liée à la profession, il y a ensuite eu la libéralisation et donc la possibilité de choisir entre les différentes assurances en concurrence en fonction des contributions ou d'éventuelles offres proposées aux inscrits.

L'**obligation d'inscription** concerne tous les salariés (et les personnes à leur charge) ayant un revenu mensuel brut inférieur ou égal à 4 462,50 €. C'est l'État lui-même qui paie, grâce à des financements spécifiques aux Länder pour l'aide aux personnes handicapées, aux chômeurs, aux mineurs ou pour les catégories qui ne peuvent pas adhérer aux assurances.

La contribution versée à la Krankenkassen (la caisse-maladie) est variable selon le revenu du salarié et correspond à **15,5 % du revenu mensuel (53 %** à la charge du **salarié** et **47 %** à la charge de l'**employeur**). On applique de cette manière une péréquation financière qui compense les différentes capacités contributives des inscrits : chacun paye proportionnellement à ses revenus. Les contributions des salariés et des entreprises ont augmenté au cours des 15 dernières années, passant de 13,6 % en 1998 à 15,5 % du revenu mensuel aujourd'hui.

Il faut ajouter des **suppléments** (Zuzahlungen) aux contributions mensuelles : 10 € sont à verser tous les trois mois pour bénéficier des visites médicales avec tous les médecins conventionnés par les caisses d'assurance maladie et, par la suite, à chaque fois que l'on souhaite bénéficier d'une visite chez le médecin ou le dentiste (pour les visites couvertes par l'assurance) il faut payer une taxe de 10 € (cette « Praxisgebühr » a conduit à une réduction des visites à hauteur de 10 %). Les médicaments doivent également être payés à hauteur de 10 % du prix ainsi que 10 € par journée d'hospitalisation. Une limite annuelle existe aujourd'hui pour les frais supplémentaires (généralement 2 % du revenu annuel et 1 % pour les personnes ayant des soins de longue durée pour des maladies chroniques graves). Lorsque cette limite vient à être dépassée, elle est ensuite remboursée par l'assurance. Les mineurs ne payent aucun frais supplémentaire.

En Allemagne l'assurance est **obligatoire**. Les personnes qui présentent un revenu mensuel supérieur à 4 462,60 € peuvent décider d'adhérer aux assurances privées (Private Krankenversicherung-PKV) ou sociales.

Les **assurances privées**, à la différence des caisses d'assurance maladie pour lesquelles les contributions dépendent des revenus, calculent les primes selon le risque **individuel** (une visite médicale approfondie est en effet prévue avant l'inscription). Les assurances privées offrent souvent un service supérieur par rapport aux assurances sociales, elles payent mieux les médecins et proposent également des remboursements pour les hospitalisations dans des cliniques privées non conventionnées. Pour les jeunes ayant des revenus élevés et sans problèmes de santé, les contributions pour les caisses privées sont généralement beaucoup moins onéreuses. La police d'assurance augmente avec l'âge mais, même en cas de maladie grave, elle ne peut dépasser une certaine limite (c'est pour cela qu'il est demandé aux assurances de créer une réserve, grâce aux économies réalisées lorsqu'une personne est jeune). 9 millions de personnes, soit 11 % de la population, ont choisi l'assurance privée. Le choix d'une assurance privée peut également avoir lieu dans un objectif complémentaire pour les personnes étant inscrites aux Krankenkassen (environ 23 millions de personnes). La motivation principale est l'élargissement de la protection financière en cas de maladie ou d'hospitalisation.

Les 4 % restants de la population sont représentés par des personnes qui obtiennent une couverture d'assurance grâce à des **circuits spécifiques**, tels que les militaires ou les personnes bénéficiant du statut de réfugié.

Le **financement du système de santé allemand** est principalement basé sur les recettes des assurances sociales obligatoires (57 %) et des assurances privées (9 %).
L'État central n'intervient pas dans le système de santé, ni en tant que financeur, ni comme opérateur de gestion, ni comme propriétaire de sociétés de production pour la santé (sauf rares ex-

ceptions, comme les hôpitaux militaires). L'État dirige l'ensemble du système en définissant les règles selon lesquelles les acteurs peuvent agir. Les mutuelles et les associations de médecins agissent selon des règles administratives uniquement modifiables par l'État central, de la même manière que les différents acteurs du système sont soumis à des lois.

Bien que les politiques sanitaires générales pour le pays soient décidées par l'État central, la gestion et le financement du système sont réalisés au niveau régional, pour lequel trois institutions interviennent : le Land (via le ministère de la santé), les mutuelles, ainsi que les associations des médecins conventionnés et des hôpitaux.

Seuls les Länder programment et financent les investissements et les infrastructures (hôpitaux, services, équipements, accès aux conventions et aux formations de spécialisation), accréditent les volumes de production, financent les systèmes d'intégration hôpital-territoire et réalisent le contrôle de légalité : ils peuvent par exemple contrôler l'activité des médecins et orienter leur comportement de prescription vers des médicaments moins coûteux ou réaliser une surveillance de la qualité des soins hospitaliers.

Les caisses d'assurance maladie programment, négocient et achètent les prestations pour les personnes couvertes. Le mécanisme de financement du système allemand est **mixte** : le **Land** définit et finance les investissements, tandis que les **mutuelles** négocient et financent les dépenses courantes de santé en négociant aussi bien avec les hôpitaux qu'avec les médecins conventionnés.

Pour les fonctions hospitalières, l'association régionale des mutuelles **souscrit un contrat avec chaque hôpital,** alors que pour les **fonctions ambulatoires** elle négocie un accord global avec l'**association régionale des médecins.**

Les **mutuelles** sont appelées à protéger les intérêts de ses inscrits en cherchant à influencer les volumes et la composition des producteurs et à respecter les plafonds des montants d'assurance, implicitement déterminés par le gouvernement au travers du taux maximal de la contribution payable par les inscrits.

L'Allemagne dispose du plus important **réseau hospitalier** d'Europe occidentale, en termes de ressources financières, avec un surplus de lits d'hôpitaux (8,3 pour 1 000 habitants pour une moyenne de 4,8 dans l'OCDE, de 2,6 en Suède et de 3,4 en Italie), de taux d'hospitalisation (25 hospitalisation pour 1 000 habitants pour une moyenne de 15,5 dans l'OCDE, 16,2 en Suède et 12,8 en Italie) et de la durée moyenne de séjour à l'hôpital (9,2 jours pour une moyenne de 7,4 dans l'OCDE, 6,0 en Suède et 12,8 en Italie) [19].

Les **hôpitaux pour malades graves** sont (en 2012) au nombre de 2 017 pour 501 475 lits : 601 sont publics, 719 sont privés à but non lucratif et 697 sont privés à but lucratif, avec un pourcentage de lits respectivement de 48 %, 34 % et 18 %. En plus des hôpitaux pour malades graves, il existe 1 212 structures spécialisées en réhabilitation avec 168 968 lits. Parmi ces institutions, seulement 19 % d'entre elles sont publiques, 26 % sont privées à but non lucratif et 55 % sont privées à but lucratif. 18 % des lits se trouvent dans les structures publiques et dans les autres, respectivement 16 % et 66 %. Parallèlement à une diminution progressive du nombre de lits pour les malades graves, le nombre de lits dans les structures de réhabilitation et dans les centres psychiatriques a plus que doublé.

Les citoyens allemands sont entièrement **libres de choisir** le lieu de soins et le professionnel, **sans distinction entre les médecins généralistes et les spécialistes.**

Ce modèle, qui ne prévoit **pas** le rôle du médecin traitant, c'est-à-dire du médecin de confiance qui a pour fonction de **filtrer l'accès** aux soins spécialisés, est typique du modèle Bismarck mais évolue rapidement suite à une réforme adoptée en 2004.

Cette **réforme**, a introduit depuis **2004** plusieurs nouveautés dans l'optique de renforcer les services territoriaux (et de diminuer la pression exercée sur les hôpitaux) : ces nouveau-

---

19 Statistiques OCSE – Frequently Requested Data

tés consistent notamment à encourager les patients à désigner un médecin traitant qui, en plus du rôle de **filtre de contrôle**, « gatekeeper », a également la responsabilité de la coordination des soins. Ce n'est pas obligatoire, mais ceux qui ne le font pas verront une réduction des frais partagés et des listes d'attente. Le nombre de patient ayant un médecin traitant ne cesse d'augmenter (4,6 millions en 2012).

Une autre innovation consiste à dépasser le modèle de soins basé sur un unique médecin grâce au développement de **centres de soins interdisciplinaires** (augmentés de 70 à 1 814 de 2004 à 2012).

Toutes ces initiatives afin de faciliter l'introduction de parcours de soins pour certaines pathologies chroniques (avec un schéma très similaire au **Chronic Care Model**), financés grâce à un fonds national et à des réseaux intégrés entre l'hôpital et le territoire. Ces parcours concernent le diabète, le cancer du sein, l'ischémie cardiaque, l'asthme et la broncho-pneumopathie chronique obstructive, et se sont répandus rapidement : en 2006 ils prenaient en charge 2,7 millions de patients, 7 millions en 2012, dont plus de la moitié concernait des patients diabétiques.

Toutes ces innovations auraient nécessité une grande impulsion, même quantitative, de la part de la médecine de famille, mais cela n'a pas été le cas. Sur les 121 000 médecins conventionnés par les mutuelles, 46 % d'entre eux sont des médecins de famille (de différents types : généralistes sans spécialisation, généralistes spécialisés en médecine de famille, spécialiste en médecine interne, pédiatres) et 54 % sont spécialistes, avec une tendance à l'augmentation pour les spécialistes par rapport aux médecins de famille. Cela explique la **charge de travail** que doivent affronter les médecins de famille en Allemagne, incomparable avec les autres pays européens : une moyenne de 51 heures de travail hebdomadaires, avec en moyenne 250 patients reçus en une semaine.

C'est également pour cela qu'il est prévu que l'infirmière puisse **coordonner le parcours de soins** au même titre que le médecin.

En 1995, une nouvelle **assurance obligatoire** a été introduite pour les **patients avec des handicaps graves temporaires ou permanents**, sur les mêmes critères que l'assurance-maladie. Les employeurs et les salariés versent 1,95 % du salaire mensuel brut (0,975 % chacun). 11 % de la population accède à la couverture grâce à des assurances privées. L'assurance obligatoire pour les soins à long terme représente 8 % du financement du système de santé. Les prestations et les services offerts sont fonction de la gravité des cas (3 niveaux) et incluent des contributions financières pour les familles, des traitements en ambulatoire, à domicile ou en structure d'accueil. Les assureurs sont presque exclusivement privés, et 36 % d'entre eux sont à but non lucratif. En 2012, des services et des prestations ont été accordés à hauteur de 22,9 milliards d'euros.

L'**Office d'hygiène publique** (Der öffentliche Gesundheitsdienst), présent dans les différentes circonscriptions et dans certaines grandes villes au sein de l'autorité sanitaire ou d'autres bureaux de santé publique, est sous le contrôle du Land compétent, et est financé directement par l'État. Il exerce des activités de prévention, de sécurité des aliments, de surveillance des maladies infectieuses, d'aide sociale et de promotion de la santé.

L'Allemagne dépense beaucoup pour la santé, mais elle produit davantage de services, avec un faible niveau de dépenses directes pour les patients. Cela démontre que nous nous trouvons face à un système techniquement **efficace**, avec une courte liste d'attente et une bonne satisfaction des usagers.

Cependant, si nous allons mesurer la qualité des services, en les comparant aux autres systèmes, l'Allemagne se trouve systématiquement dans la partie moyenne du classement et même parfois plus bas. On peut prendre pour exemple la **mortalité évitable,** pour laquelle l'Italie et la Suède (pour citer deux systèmes

Beveridge) ont des résultats nettement meilleurs que l'Allemagne (et que la France, autre système Bismarck).

La séparation entre les **assurances sociales obligatoires et les assurances privées** pourrait conduire à des inégalités de plus en plus graves au sein du système de santé.

Le système sanitaire des **États-Unis** est majoritairement privé, avec deux formes d'aides publiques : le Medicare pour les retraités de plus de 65 ans et les personnes handicapées de tout âge, et le Medicaid qui assure une assistance aux plus démunis, c'est-à-dire aux personnes dont les revenus n'atteignent pas une certaine somme.

Le système privé repose sur les **assurances** santé généralement négociées avec l'employeur, et qui prévoient des déductions directement à partir du salaire du travailleur. La part de population qui ne peut payer la première année de l'assurance peut être exclue du système de soins.

Afin de limiter les comportements opportunistes des assurances privées, le programme **Obamacare** a souhaité améliorer l'accès aux assurances grâce à l'Affordable Care Act (ACA) [20]. À cet égard, la réforme Obama, bien qu'elle ne se présente pas comme une tentative (après Medicare et Medicaid) de transformer le système de santé en un système public, mais plutôt comme une extension de l'actuel système privé pour ceux qui n'en profitaient pas[21], a de fait élargi la couverture maladie. Les dépenses fédérales (Medicare et Medicaid) semblent destinées à augmenter de nouveau le pourcentage du PIB dans les dix prochaines années[22].

Au cours des vingt dernières années, plusieurs tentatives de révision des systèmes existants se sont succédées, notamment dans les systèmes publics mais également privés, surtout afin de contenir les dépenses croissantes. Des tentatives d'introduire des innovations telles que la « concurrence administrée »

---

20 http://healthaffairs.org/blog/2014/01/30/opting-out-of-medicaid-expansion-the-health-and-financial-impacts/ consulté le 27 août 2015
21 I sole 24ore, mars 2015
22 The Economist, Don't kill Obamacare, mars 2015

ou les « marchés mixtes ». Ces concepts indiquent l'organisation d'un secteur public productif soumis à une intervention publique en matière de règlementation, remédiant ainsi doublement aux critiques sur le marché libre et la gestion publique. Ces tentatives ont notamment été introduites dans le système britannique et suédois.

Le système de **santé canadien** est un système fédéral décentralisé, financé principalement grâce aux taxes générales (modèle Beveridge).

2.3 La métaphore du pendule

Comme les spécialistes des sciences des organisations l'enseignent, il n'y a **jamais** un modèle organisationnel **parfait** qui serait adapté à chaque entreprise, chaque établissement, chaque organisation. Il faut à chaque fois adopter l'organisation la plus efficiente et efficace pour les exigences de la production ou des normes de services à offrir.

Ce principe vaut également et surtout pour les organisations les plus complexes, telles que celles qui « produisent » des **soins**. En effet, il n'existe pas de service plus immatériel et plus difficile à monétiser que le maintien du bon état de santé indispensable pour le bien-être et le bonheur de chaque individu.

Il n'est pas dit, en effet, que le système de santé **publique** d'un État ou d'une région (modèle « Beveridge ») soit toujours meilleur que le système de santé **privé** d'un État ou d'une région (modèle « Bismarck »).

Il est même très probable que les États ou les régions, pour avoir un service de santé efficient et efficace, doivent mettre en œuvre un modèle où le public et le privé entrent en **compétition**.

On sait que des systèmes de santé caractérisés par un modèle prédominé par le privé tendent à **migrer** vers des aspects typiques du public. On sait également que des systèmes sanitaires caractérisés par un modèle prédominé par le public tendent à migrer avec des aspects typiques du privé. Ce **balancement** infini entre le public et le privé peut être défini comme la métaphore du pendule. Cette métaphore n'est pas spécifique aux systèmes de santé mais elle peut être étendue à tous les systèmes de gestion des services essentiels comme la gestion publique de l'eau, de l'énergie, du transport, des déchets, des services sociaux, etc.

La situation récente au **Royaume-Uni** et aux **États-Unis** en est un exemple classique. Le Royaume-Uni, pays fondateur et initiateur du modèle Beveridge a introduit des éléments de type privé dans son service national de santé (National Health Service). À l'inverse, les États-Unis, depuis toujours partisans d'une santé de libre marché, ont montré une tendance universaliste pour l'accès aux soins en élargissant la couverture maladie.

Le système de santé du Royaume-Uni (National Health Service – **NHS**), naît en 1946 avec le « National Health Service Act », avec comme intention de garantir à tous les citoyens britanniques un système centralisé qui s'inspire des principes de solidarité et d'universalité pour tout le système des soins de santé : primaire, hospitalier et spécialisé.

Puis, en 2010, le livre blanc « Equity and Excellence: Liberating the NHS » [23] est publié et est devenu en mars 2012 la loi « Health and social Care Act 2012 » [24]. De nombreuses transformations[25] introduites par la réforme concernent les **médecins de médecine généraliste (MMG)** britanniques[26], une des principales innovations est notamment l'abolition des Primary Care Trust (PCT, centres de santé primaires) et des « Strategic Health Autorities » (SHA, autorités stratégiques du service national de la santé). Ces institutions ont été remplacées, aussi bien physiquement que sur le plan fonctionnel, par les Clinical Commisioning Group (CCG), c'est-à-dire de grands consortiums de médecins de famille (GPs-General Practitioners).

---

23 Department of Health. Equity and excellence: Liberating the NHS. The Stationery Office Limited on behalf of the Controller of Her Majesty's Stationery Office: 12 July 2010

24 Health and Social Care Act 2012CHAPTER 7 [PDF: 214 Kb]. 27th March 2012

25 Gavino Maciocco. Liberating the NHS. Svolta shock nella sanità inglese. Salute Internazionale, 02.09.2010

26 Gianfranco Damiani, Serena Carovillano, Andrea Poscia e Giulia Silvestrini. Cure primarie. Confronto shock tra UK e USA http://www.saluteinternazionale.info/2013/03/cure-primarie-confronto-shock-tra-uk-e-usa/ consulté le 26 juillet 2015

En ce qui concerne les **États-Unis**, le système de santé américain est majoritairement basé sur le secteur privé, aussi bien dans le cadre du financement, grâce aux assurances, que dans le cadre de l'offre et de la production de services, mais qui comporte également une composante notable d'assurance publique, financée par le gouvernement fédéral et national[27]. Cela explique pourquoi ce système de santé est défini comme étant basé sur le marché libre. Depuis la campagne électorale du candidat progressiste Théodore Roosevelt en 1912, on retrouve au cœur des débats la nécessité d'une réforme qui assure les soins de santé à tous les citoyens[28].

Barack Obama, avec l'approbation le 23 mars 2010 de la **réforme de santé**, et bien qu'ayant renoncé à l'objectif idéaliste d'une assurance-maladie publique, s'est montré le premier président américain à avoir approuvé une réforme qui vise d'un côté à garantir des conditions contractuelles stables pour les assurances, et accessibles à une population aussi vaste que possible et, d'un autre côté, à limiter les dépenses publiques de santé (Medicare et Medicaid).

Les actions, avec comme objectif final d'améliorer les résultats de santé de la population, ont surtout concerné la lutte contre la diffusion des **maladies chroniques** (notamment l'obésité et le diabète) [29] [30].

C'est dans ce cadre qu'ont été posés les premiers jalons pour un nouveau modèle d'offre de soins de premier niveau, les **Accountable Care Organization** (ACO). Il s'agit d'un modèle social

---

27 World Health Report 2000. Health Systems: improving performance. WHO, Geneva, 2000. Il Rapporto è stato interamente tradotto, ed integrato per la realtà italiana, nel numero monografico di Igiene e Sanità pubblica 2001; 2:1-176

28 Gavino Maciocco. Riforma sanitaria e cure primarie negli USA. [PDF: 80 Kb]. CARE 2010; 3: 29-30

29 Armando Muzzi. La riforma sanitaria degli USA. Ig. Sanità Pubbl. 2010; 66: 147-154

30 Phillips RL, Bazemore AW. Primary care and why it matters for US health system reform. Health Aff 2010; 29: 806-810

destiné exclusivement à une population américaine bénéficiaire des soins médicaux « gratuits » offerts par Medicare et Medicaid (les deux programmes nationaux d'assurance proposés par le système américain aux citoyens âgés de plus de soixante-cinq ans aux patients dialysés sans limite d'âge, ainsi qu'aux personnes aux revenus faibles comme les enfants, les femmes enceintes, les personnes handicapées, les personnes âgées démunies et les malades du SIDA) [31] [32].

31 Robert L. Phillips .Case Study of a Primary Care–Based Accountable Care System Approach to Medical Home Transformation. J Ambulatory Care Manage ;34(1): 67–77
32 Managed Care – Understanding Managed Care. About.com, dernière visite 01.05.2012

2.4 Un nouveau modèle à l'horizon : le communal de la santé

Bruno Corda, Angelo Barbato

Les différents modèles publics (Beveridge) ou privés (Bismark) ayant dirigé la santé jusque-là, pour une raison ou une autre, ont souligné les aspects critiques des logiques d'organisation du processus sanitaire, non intégrées, notamment dans les lignes directrices de la gestion des maladies graves, de maladies chroniques et de l'efficience et l'efficacité de la gestion de la santé.

Les modèles privés ont notamment mis en évidence les aspects critiques de l'universalité, de l'équité et de l'**accessibilité**, tandis que les modèles publiques ont eux démontré les aspects critiques de la durabilité et de **l'efficience**, avec des différences considérables entre les territoires. Ces deux modèles ont montré une croissance générale significative des coûts concernant d'un côté les technologies en évolution et, de l'autre côté, une demande de plus en plus exigeante.

Dans les services de santé, l'apparition de processus intégrés de gestion de l'énergie (traitement des patients sains), de plateformes intégrées de communication (informatique de santé) et de plateformes intégrées pour la logistique et les transports sanitaires, portera à la naissance de **réseaux électriques intelligents pour la santé** (health smart grid digital) qui auront pour finalité de réduire l'entropie organisationnelle et de renforcer la prévention des maladies.

Changement de paradigme : de la médecine d'attente à la médecine proactive

Depuis la nuit des temps, une personne malade s'est toujours adressée à celui qui, une fois défini comme médecin, professionnel, a été formé pour diagnostiquer et traiter les maladies. C'est exactement comme cela qu'est née la médecine, en se développant sur ce que nous pouvant définir comme étant la **médecine d'attente.**

La condition de malade, qui a toujours été considérée comme un évènement sur lequel il fallait intervenir et qu'il fallait résoudre, a développé au cours des siècles des réponses d'organisation qui, dans le paradigme de l'attente, se sont structurées selon l'**urgence**, de l'intervention d'un seul médecin jusqu'aux **secours d'urgence.**

L'attente est le **paradigme classique** du modèle biomédical de santé, sur lequel se fonde la formation universitaire du médecin et des professionnels de santé depuis toujours. Les universités et les facultés de médecine, au cours des siècles et jusqu'à aujourd'hui, ont agencés leurs programmes de formation majoritairement selon l'étude et le traitement des maladies.

La médecine d'urgence est cependant adaptée dans les situations d'urgence, lorsqu'il n'y a **plus d'autres possibilités.**

Il est évident qu'**attendre** l'évolution d'une maladie n'est pas bon pour la santé. De plus, la prévention a éprouvé des difficultés ces dix dernières années à être insérée dans des programmes efficaces de suivi des maladies.

L'approche hygiéniste de la médecine, c'est-à-dire générale et prenant en compte la médecine préventive, a commencé à modifier l'approche globale de la maladie en introduisant le concept de prévention de la maladie en agissant avant que celle-ci ne se manifeste, en parvenant également à anticiper les différents états pathologiques. Les études épidémiologiques ont apporté une contribution cruciale pour le développement de stratégies anticipatrices.

Il est évident que l'approche de la maladie ayant dominé jusqu'à aujourd'hui était une **approche souvent tardive,** qui n'a tenu compte que des moments durant lesquels le patient « n'était pas bien », trop souvent dans l'urgence, en développant des modèles organisationnels de lutte uniquement grâce à la médecine d'attente, en oubliant souvent d'agir plutôt avant que la maladie ne débute grâce à la médecine préventive.

Trop souvent, jusque-là, les modèles de lutte contre les maladies ont oublié d'agir antérieurement grâce à ce qui doit être un nouveau modèle d'organisation sanitaire et d'actions de lutte contre les maladies : la **médecine proactive**.

Dans les stratégies de lutte contre les maladies, il est désormais impératif de changer de paradigme, **de la médecine d'attente à la médecine proactive**, notamment car l'espérance de vie au cours des deux derniers millénaires est passée de 30 à 82,8 ans[33] en Suisse (82,2 ans en Italie et au Japon ; 82,4 ans en Islande et en Espagne ; 82,2 ans en France, etc.) et que l'augmentation de la longévité a entrainé une augmentation

---

33 OCSE, Health at glance, 2013

exponentielle des possibilités de partager de longues périodes de vie avec un nombre croissant de maladies chroniques.

Déjà en 2005, le gériatre américain R. Kane avait démontré dans une étude que les malades avec une ou plusieurs maladies chroniques « consommaient » :

- 72 % de l'ensemble des visites médicales
- 76 % de l'ensemble des hospitalisations
- 80 % du nombre de jour total d'hospitalisation
- 88 % de l'ensemble des prestations médicales
- 96 % de l'ensemble des visites à domicile.

Compte tenu de ce qui précède, la prise de conscience de la **médecine proactive** est de pus en plus importante.

Dans une application correcte des deux paradigmes, la **médecine d'attente** se reflète de manière appropriée dans les structures sanitaires dédiées aux urgences ou aux soins de haute technologie, c'est-à-dire les hôpitaux.

L'**hôpital**, s'il veut être utilisé de manière performante, doit donc aujourd'hui traiter le malade grave et complexe, grave ou chronique aggravé, avec des prestations exclusives pour l'urgence et pour les soins intensifs et de haute technologie.

Jusqu'à aujourd'hui, le malade allait **frapper** à la porte du médecin.

Le médecin écoutait le malade en cherchant à interpréter au mieux les symptômes, et donc la pathologie, pour procéder à la **thérapie** la plus adaptée. Le médecin et le système ont ensuite amélioré la sensibilité et la capacité d'interagir avec le malade, en l'orientant, en le guidant et en l'aidant dans son parcours de guérison, d'un point de vue d'abord psychologique, puis physique. Ce processus a déjà débuté et doit être renforcé.

Au fil du temps, les médecins ont développé de plus en plus le concept selon lequel de nombreuses pathologies auraient pu être **évitables** et prévisibles, notamment grâce à la surveillance de l'environnement ainsi que du comportement des individus et de la collectivité.

Alors que l'hôpital s'est structuré physiquement de manière universelle, les structures du territoire se sont réalisées de manière désordonnée et occasionnelle, mais surtout de manière **inégale**. À l'heure actuelle, les infrastructures du territoire doivent encore être mises en place dans de nombreuses régions.

Le modèle de structure organisationnelle devra être de plus en plus formé en réseau, avec une informatisation croissante des instruments de communication entre les médecins et les patients, grâce à la diffusion de l'**internet des objets** (health internet of things).

La conservation des données sera réalisée de plus en plus de manière dématérialisée, sans papiers, avec le développement des dossiers de santé électroniques qui, en plus des données relatives à la santé, contiendront également un profil des **risques individuels** pour chaque patient.

3. La médecine proactive sur le territoire : prévention et chronicité

Bruno Corda Angelo Barbato Angela Meggiolaro

La **médecine proactive**, en accord avec les principes innovateurs de l'Organisation mondiale de la santé qui, déjà depuis quelques dizaines d'années (Déclaration d'Alma-Ata) ne concentre plus les actions de santé sur les soins mais sur la gestion du bien-être des populations, qui consiste, en pratique, en une attitude des professionnels de santé à prévenir les maladies.

Le plan d'action européen[34] de l'**Union européenne** a défini en septembre 2012 les actions et les objectifs de la médecine proactive d'ici 2020.

La **population cible du territoire** est composée de 40 % d'individus sains, dont 40 % d'individus sains présentant des facteurs de risque. Les outils sanitaires qui prévaudront seront la prévention et le diagnostic précoce. Les compétences des professionnels de santé ne seront pas uniquement cliniques, mais majoritairement de type épidémiologiques, comportementales, environnementales, etc. De plus, à l'aube du troisième millénaire, les maladies non transmissibles, ou « non communicable diseases », montrent une tendance à l'augmentation dans les pays en voie de développement. Parmi les maladies non transmissibles, une attention particulière est accordée aux maladies cardiovasculaires, au diabète, au cancer et aux maladies pulmonaires chroniques. La charge de ces maladies concerne tous les pays du monde, mais avec une tendance à l'augmentation dans les pays en voie de développement. Les stratégies de prévention

---

34 http://ec.europa.eu/growth/smes/promoting-entrepreneurship/action-plan/index_en.htm consulté le 3 octobre 2015

doivent tenir compte de la tendance croissante des facteurs de risque liés à ces maladies[35].

Les **maladies chroniques non transmissibles** (CNCDs, Chronic Non Communicable Diseases) ont atteint un niveau de pandémie. Ces maladies, qui comprennent les maladies cardio-vasculaire (notamment les maladies cardiaques et les accidents vasculaires cérébraux), certains types de cancer, les maladies respiratoires chroniques et le diabète de type 2, concernent des personnes de tout âge, de toutes nationalités et classes confondues. Environ 80 % des décès dus aux maladies chroniques ont lieu dans les pays à revenus faibles ou moyens. Ces décès représentent 40 % des morts prématurées dans le monde entier. Le nombre de morts par ces maladies représente le double du nombre de morts découlant d'une combinaison de maladies infectieuses (parmi lesquelles l'HIV/SIDA, la tuberculose et le paludisme), de maladies materno-infantiles et de carences nutritionnelles.

Sans une action concertée, environ 388 millions de personnes dans le monde mourraient d'une ou de plusieurs CNCD dans les dix prochaines années. Avec une action concertée, des millions de **morts** prématurées peuvent être **évitées**, même parmi les personnes âgées de moins de 70 ans, avec un impact économique considérable.

On estime jusque 80 % le pourcentage de morts prématurées par maladies cardiaques, AVC ou diabète pouvant être évitées avec des stratégies d'intervention pour les **maladies chroniques**.

Bien que la prévention des handicaps et des décès causés par les CNCD reçoive peu d'attention dans le monde entier de même que dans la plupart des pays les plus riches, au centre de la **recherche biomédicale** sur les CNCD, on ne retrouve pas la

---

35 Boutayeb, A. (2006). The double burden of communicable and non-communicable diseases in developing countries. Transactions of the Royal society of Tropical Medicine and Hygiene, 100(3), 191-199

prévention mais la thérapie (avec des gains marginaux plus importants pour les multinationales).

Plusieurs méthodes de gestion des maladies chroniques ont été proposées (Wagner 1999, OMS Organisation mondiale de la santé 2002) et de nombreuses études[36] ont conclu que l'intervention la plus efficace pour le traitement des maladies chroniques est représentée par une approche multiple telle que le **Chronic Care Model** (CCM).

Le modèle de prise en charge des soins chroniques (CCM) est un exemple de ce type d'approche. Le modèle a été mis en œuvre par de nombreuses organisations aux **États-Unis,** au **Canada**, au **Royaume-Uni** et en **Suède**[37].

Le **Chronic Care Model** est un modèle de soins médicaux pour des patients atteints de maladies chroniques, développé par le professeur Wagner et par ses collègues du *McColl Institute for Health Care Innovation*, en Californie. Ce modèle propose une série d'actions pour favoriser l'amélioration de la condition des malades chroniques et propose une approche « **proactive** » entre le personnel de santé et les patients qui deviennent eux-mêmes partie intégrante du processus de soins.

En **Italie**, ce modèle a été adopté par le système régional de santé de la **Toscane** dans le **Plan sanitaire régionale 2008-2010**, avec comme objectif de passer d'un modèle de « médecine d'attente », où le besoin se transforme en demande, à des « **soins proactifs** ». C'est à partir de là que des parcours ad hoc ont été créés pour les pathologies chroniques (PDTA, Protocolli Diagnostici Terapeutici Assitenziali, Protocoles diagnostiques et thérapeutiques de soins) comme par exemple : une **décompensation**, le **diabète**, l'**hypertension** ou la **broncho-pneumopathie chronique obstructive** qui absorbent une quantité élevée des ressources des différents systèmes de santé régionaux. L'objectif du Chronic Care Model est d'intégrer ce modèle à l'organisation de l'hôpital.

---

36 Renders et al. 2001
37 Wagner et al. 2001

Les six **directives** sur lesquelles se fonde le **Chronic Care Model** :

1. Les **ressources de la communauté.** Pour améliorer les soins aux patients chroniques, les organisations sanitaires doivent établir des relations solides entre les ressources de la communauté : les groupes de bénévoles, les groupes d'entraide et les centres pour personnes âgées autonomes.

2. Les **organisations sanitaires.** Une nouvelle gestion des maladies chroniques devrait faire partie des priorités des distributeurs et des financeurs du système de soins de santé. Si tel n'est pas le cas, il sera difficile d'introduire des innovations dans les processus de soins, et encore plus difficile de favoriser la qualité des soins.

3. L'**aide à l'automédication.** Dans le cas des maladies chroniques, le patient devient le protagoniste actif du processus de soins. La gestion de ces maladies peut être enseignée à la plupart des patients.

4. L'organisation de l'**équipe**. La structure de l'équipe médicale (le médecin de famille, l'infirmier, etc.) doit être modifiée en séparant les soins apportés au patient grave de la gestion programmée pour les patients chroniques. Le médecin de famille traite les patients graves et intervient dans les situations chroniques compliquées. L'infirmier est formé pour accompagner l'automédication des patients et assurer la programmation et la réalisation du suivi des patients. La visite programmée est un des aspects les plus importants de la nouvelle organisation.

5. L'**aide aux décisions**. L'adoption de lignes directrices basées sur les faits fournissent les normes pour offrir des soins optimaux aux patients chroniques.

6. Les **systèmes d'information.** Les systèmes d'information informatisés exercent trois fonctions importantes :

1) En tant que système d'alerte qui aide les équipes de soins primaires à respecter les lignes directrices ;

2) En tant que retour d'informations pour les médecins, en montrant leurs niveaux de performance envers les indicateurs

de maladies chroniques, tels que les taux de l'hémoglobine A1c
et des lipides ;

       3) Pour le suivi de la pathologie afin de planifier individuelle-
           ment les soins des patients.

4. Le malade grave et le service des urgences
Bruno Corda, Angelo Barbato

La meilleure expression de la médecine d'attente se concrétise dans le service des urgences. Cette dernière composante essentielle de tout hôpital est la partie organisationnelle spécialisée dans l'accueil 24 h sur 24 de toute demande d'intervention dans des conditions d'**urgence**. Cependant, en raison de l'absence d'un modèle structuré et organisé qui gèrerait les patients « non graves » et non urgents, le service des urgences s'est montré être la référence de tous les citoyens en situation de perception subjective de maladie.

L'hôpital et le service des urgences prennent la dimension rassurante de la complexité et de l'efficacité du diagnostic et de la thérapie de tout type d'urgence, même lorsque la **gravité est mineure** et que l'**urgence est subjective**.

Comme nous l'avons vu dans le chapitre précédent, le nouveau paradigme de gestion de la médecine d'attente (modèle organisationnel efficace pour le malade grave) est la **médecine proactive** (modèle efficace organisationnel proactif pour le malade chronique), qui porte à zéro l'asymétrie organisationnelle et tient compte de la **prévention**.

Les deux modèles ont comme point de contact la **décompensation d'une maladie chronique** et dans une situation de système grave/chronique et d'attente/proactif certaines situations qui se présentent aux urgences peuvent également être résolues sans hospitalisation mais avec une prise en charge territoriale.

Dans certains cas, l'épisode qui conduit le malade aux urgences peut être considéré comme un « **évènement sentinelle** » de soins primaires insuffisants avec le besoin de « rétablir » le malade au médecin traitant.

Le service des urgences représente la porte d'entrée de l'hôpital pour le malade grave, mais environ un tiers des entrées sont classées comme **non urgentes (environ 70-75 %),** et on retrouve également un faible pourcentage d'entrées aux urgences **suivies par une hospitalisation (environ 15-18 %)** ou nécessitant au moins une période d'observation de 24 heures en milieu hospitalier (10-12 %), ce qui indique un profil de la demande de soins qui pourrait être pris en charge par le territoire.

Une organisation en réseau du territoire (**soins primaires**) avec la présence de médecins de médecine générale ou de lieux de soins d'urgence, permet d'améliorer le désordre administratif du système.

Dans le cadre de cette hypothèse, plusieurs modèles innovants ont été expérimentés au cours des dernières années (**centres ou points de soins d'urgence**), ayant comme point commun la même référence conceptuelle : une réponse non hospitalière à des problèmes urgents de gravité mineure.

Qu'il s'agisse d'une organisation différente des soins primaires (**disponibilité des médecins de médecine générale sur les 12 heures avec possibilité de liens relativement rapides avec les principaux services diagnostiques**) ou des centres de soins d'urgence, les résultats n'ont en général pas été particulièrement significatifs.

Un des outils les plus importants ayant été adoptés pour résoudre ou, du moins, pour garantir la fonction primaire du service des urgences est le **triage**, outil grâce auquel, sur la base de paramètres standardisés concernant la symptomatologie et l'observation clinique du patient, exprimés en valeur numérique, il est possible de définir la gravité et, ainsi, d'établir également la priorité de l'intervention. Le résultat de cette analyse est un code de gravité : rouge, jaune, vert et blanc, qui impliquent des temps[38] d'attente différents :

- **Code rouge** : très critique, danger pour la vie, priorité maximale, accès immédiat aux soins ;
- **Code jaune** : moyennement critique, présence d'un risque évolutif, éventuel danger pour la vie ;
- **Code vert** : peu critique, absence de risques évolutifs, les prestations peuvent être reportées ;
- **Code blanc** : non critique, patients non urgents.

Dernièrement, on a pu observer que les structures alternatives territoriales organisaient des prestations relatives à des situations classifiables comme **codes blancs ou codes verts**.

Lorsque l'imaginaire collectif des personnes ayant besoin de soins prendra confiance envers une **structure territoriale bien organisée**, présente et fiable, alors cela résoudra les problèmes liés à la sélection des structures d'entrée des hôpitaux, c'est-à-dire l'acceptation ou le service des urgences.

Les hôpitaux, des structures désormais universellement solides, sont caractérisées par une asymétrie organisationnelle contenue, tandis que le travail à réaliser sur le **territoire** est largement plus vaste à cause de la part élevée d'**asymétrie organisationnelle** à abattre.

Il n'y a pas de doute que, au cours de l'évolution des systèmes, la réduction de l'asymétrie organisationnelle sur le territoire améliorera également automatiquement l'asymétrie organisationnelle de l'hôpital.

Du côté du milieu hospitalier, la gestion des flux entrants, au travers de la porte des urgences, représente le paradigme du **service d'accueil des urgences,** comme système de sécurité pour les inefficacités hospitalières, vers la vision moderne de l'urgence dans un système intégré fortement interconnecté.

Les **principales directives** pour cet objectif sont :

---

38 http://www.salute.gov.it/portale/temi/p2_6.jsp?
lingua=italiano&id=1052&area=118%20Pronto%20Soccorso&menu=vuoto
consulté le 2 septembre 2015

1) La **diversification** des flux du service des urgences entre les patients dont le besoin de soins est élevé ou faible. L'exemple de cette diversification est la création du service des « codes mineurs » pour les patients qui présentent des problèmes qui peuvent presque toujours être réglés aisément avec peu de ressources cliniques et matérielles, de façon à contenir les temps d'attente et de séjour excessifs aux urgences. Il convient d'ajouter à cela les parcours « accélérés » qui permettent de diriger en toute sécurité et dans des temps relativement rapides (24-48 h) des situations cliniques qui n'exigent pas une solution immédiate. La diversification représente un choix cohérent avec comme option une offre en fonction du besoin : les services sanitaires sont à cet effet engagés à assurer l'utilisation complète des modalités définies ci-dessous, cela également grâce à l'ajustement des effectifs du personnel médical et infirmier des urgences ;

2) Une gestion différente pour les **flux intrahospitaliers.** L'organisation actuelle présente deux caractéristiques principales :

a) Un **flux « pulsé »** des sorties (une fois par jour) qui détermine une indisponibilité d'accueil des hospitalisations pour une grande partie de la journée ;

b) une association entre les hospitalisations programmées et les hospitalisations d'urgence au sein des mêmes espaces. La réorganisation des hôpitaux selon l'intensité des soins doit prévoir la séparation de ces deux formes d'hospitalisation afin d'empêcher que les hospitalisations d'une zone ne nuisent à la fonctionnalité de l'autre. De plus, le flux des sorties doit être basé sur une plus grande continuité au cours des 24 h grâce, par exemple, à la création de structures dédiées à l'attente de la sortie (**discharge room**) ainsi qu'à une meilleure organisation des services de transport.

3) **l'imagerie médicale** doit faire partie de l'équipement technologique possédé, au moins dans les services d'urgence ayant un flux élevé. Les temps de présence excessivement éle-

vés au service d'accueil des urgences peuvent souvent être attribués au fait que les demandes de plusieurs acteurs du système de santé (hôpital, territoire, SAU) convergent dans un
seul service de diagnostic ;

4) la réalisation d'un modèle de **liaison informatique**
entre les différents segments des parcours d'urgence (Centre
de traitement des appels, service des urgences, zone d'hospitalisation, médecine territoriale). Une saisie/communication
adéquate des données sécurise, assure l'efficacité et permettent l'analyse critique et la comparaison entre les différentes structures intervenantes.

Ces importants aspects techniques et organisationnels
ne doivent pas reléguer au deuxième plan le problème de l'**accueil**, entendue comme la capacité de créer, pour le patient et
ses proches, un lieu et un environnement dans lesquels **les inévitables préoccupations seraient contenues**. Il faut avant
tout dépasser l'ancien concept selon lequel un citoyen peut se
rendre aux urgences sans motif plausible. L'absence de réponses alternatives efficaces dans un autre lieu, de même
qu'une situation perçue comme une urgence subjective, représentent dans le paysage culturel actuel, des raisons qui ne
peuvent être considérées comme non valides.

Deuxièmement, la réalisation d'un **accueil approprié** signifie l'adoption d'interventions structurelles qui améliorent
les lieux d'attente et de travail, et qui garantissent la protection
de la vie privée, un triage efficace, la gestion des besoins au
cours de l'attente, c'est à dire des besoins qui ne sont pas exclusivement cliniques. En d'autres mots, le patient doit être
« accompagné » durant toute la durée de sa présence, jusqu'au moment de sa sortie ou de son hospitalisation qui doit
avoir lieu avec des messages clairs et compréhensibles.

L'objectif final est de transformer l'impact difficile des
urgences en un moment rassurant pour le citoyen et un soutien de confiance pour le parcours ultérieur au sein du système.

5. La prévention

5.1 Introduction
Bruno Corda, Angelo Barbato

Repenser **l'accès aux services de santé** par les citoyens dans une optique d'équité, demande une prise en compte des dynamiques démographiques épidémiologiques, sociales et économiques sur les différents territoires.

Zéro maladie (Zero Disease) est une stratégie qui propose de renforcer en vision systémique la prévention et la médecine préventive, en réduisant à zéro les causes et les facteurs de risques sanitaires liés à l'environnement.

Elle s'oppose à la vision discontinue liée à **un seul cas** de maladie qui, souvent, se manifeste dans une condition d'urgence.

Dans l'étude de la répartition des maladies, on utilise **deux critères** qui situent différemment le processus d'observation au cours du temps.

Le **premier critère** limite l'observation aux évènements générés entièrement au cours d'une période déterminée (habituellement une année) dans une population où ces évènements ne s'étaient pas manifestés auparavant et qui sont ainsi considérés comme de « nouveaux cas ».

Cette méthode de mesure est appelée **incidence**.

Le **deuxième critère** énumère les évènements présents dans un moment précis, et les réfère à une population définie. Cela constitue une mesure dite de **prévalence**, puisqu'elle est présente à un moment précis (photographie).

L'objectif de la **prévention primaire** est d'empêcher l'apparition de nouveaux cas de maladie. Ainsi, une intervention de prévention primaire entraîne une diminution du taux d'incidence de la maladie concernée : plus l'intervention est efficace, plus la diminution du taux d'incidence est conséquente.

Pour réduire l'incidence de la maladie dans la population, il faut réduire le **risque individuel.** Celui-ci peut être réduit à zéro si l'on parvient à éliminer définitivement la cause de la maladie ou à empêcher qu'elle n'agisse sur la population.

La population doit être consciente de l'application de **modes de vie** sains grâce à des programmes d'éducation et de promotion de la santé.

Les mesures générales de protection de la santé et de la sécurité des travailleurs sur les **lieux de travail** font partie de la stratégie zero disease.

Les **outils efficaces** pour la prévention primaire des maladies infectieuses sont : la surveillance, l'information et l'éducation sanitaire, ainsi que les vaccinations.

La **surveillance** des maladies infectieuses se base sur une surveillance ponctuelle des ces pathologies.

La santé est de plus en plus engagée dans l'évaluation des aspects liés aux problématiques **environnementales**. Ce n'est pas par hasard si le Plan d'action en matière d'environnement et de santé 2004-2010 et la stratégie européenne pour la santé « Ensemble pour la santé : une approche stratégique pour l'UE - 2008-2013 » retiennent qu'il est fondamental de mettre en place le système des connaissances liées aux relations environnement-santé au niveau local.

Ces actions s'expriment par une amélioration de la qualité de l'**air**, de l'**eau** et du **sol**, de la **sécurité des aliments**, par la **réduction des émissions sonores**, des risques liés aux **champs électromagnétiques** et par la protection des **rayonnements ionisants**.

La **prévention secondaire** a pour objectif la découverte et la guérison des cas de maladie avant qu'elles ne se manifestent cliniquement, c'est à dire le plus précocement possible.

L'avantage d'un diagnostic précoce en phase pré clinique est que la thérapie offrira une meilleure probabilité de guérison définitive. De ce fait, un programme de prévention secondaire bien mené induira une réduction du handicap ou de la mortalité, qui sera plus ou moins importante selon l'efficacité de l'intervention. Cela pourra également entraîner une diminution de la prévalence de ces maladies dont les soins auront été réalisés dès la découverte de la maladie et qui parviendront rapidement à une guérison, tandis que les cas diagnostiqués à un stade clinique avancé présentent une longue période avant d'atteindre la guérison ou la mort. La prévention secondaire, elle, n'a pas d'effet de réduction sur l'incidence car en effet, à la différence de la prévention primaire, elle n'élimine pas les causes de la maladie et, par conséquent, elle n'évite pas l'apparition de nouveaux cas.

La tendance au vieillissement de la population, qui entraîne une augmentation de l'importance des pathologies **chroniques**, introduit la nécessité pour le système de faire face à la modification de la demande de soins en apportant une réponse aux besoins complexes caractérisés par une forte intégration sanitaire et sociale.

L'analyse du profil de santé met en évidence les augmentations de prévalence de certaines pathologies chroniques de grande importance :

• **diabète** - patients sous traitement antidiabétique, un cinquième traité par insuline ;

• **hypertension** - patients soignés par antihypertenseurs ;

• **infarctus aigus du myocarde** ;

• **accidents vasculaires cérébraux** ;

• personnes âgées de plus de 65 ans atteints d'**insuffisance cardiaque** ;

• patients de plus de 65 ans atteints de broncho-pneumopathie chronique obstructive (**BPCO**).

En ce qui concerne la comorbidité, on estime que les personnes âgées atteints d'au moins **3 maladies chroniques** représentent environ 9 % des plus de 65 ans.

Il s'avère donc déterminant de **repenser les modèles organisationnels,** en vue de définir des soins intégrés dans un contexte organisé en rôles et fonctions, tout cela en supprimant les obstacles pour l'intégration des professionnels. Dans cette optique, on retient comme essentielle la « capacité » du système à prendre en charge la promotion de la santé grâce à des mesures de prévention primaire appropriées, comme l'adoption de modes de vie adaptés, et notamment l'attention sur l'activité physique, sur de bonnes habitudes alimentaires, qui doivent être vus non seulement comme des outils de prévention, mais également comme un appui pour les thérapies dans la gestion de la pathologie lors de son apparition.

Dans la philosophie de l'adoption du nouveau modèle, la prévention secondaire et les tests de dépistage doivent être intégrés avec le rôle primaire dans le diagnostic précoce de nombreuses pathologies chroniques. Ce nouvel outil contiendra le **profils des risques individuels** présent dans le dossier sanitaire personnalisé, qui peut être consulté et mis à jour.

5.2 Les déterminants de santé
Angelo Barbato Bruno Corda Angela Meggiolaro

Les déterminants de santé sont les facteurs qui influencent (changement dans la périodicité et les caractéristiques d'une maladie) de façon positive ou négative l'état de santé d'un individu et, plus largement, d'une communauté ou d'une population.

Dans les maladies à étiologie monofactorielle, qui n'impliquent qu'une seule cause, on parle « d'étiologie monofactorielle » ou de « maladies monofactorielles ». Ces maladies sont induites par une cause tellement importante qu'elle peut provoquer à elle seule tous les évènements qui conduisent à l'apparition de la maladie.

Dans les maladies à étiologie multifactorielle, la maladie est la conséquence d'une interaction extrêmement complexe entre différents facteurs (externes ou internes à l'organisme), qui agissent simultanément ou successivement sur l'organisme, en coordination ou en antagonisme les uns avec les autres. Ces maladies sont dites « multifactorielles » ou « à étiologie multifactorielle ».

Est définie comme cause (étiologie) d'une maladie tout facteur, élément, circonstance qui donne lieu à un effet (maladie) ou à une série d'évènements qui aboutissent à l'effet.

En épidémiologie, le risque représente la probabilité, pour un individu ou une population, qu'un évènement (généralement la maladie) survienne à un moment ou une période précise.

Le terme « déterminant » introduit le concept de cause comme « facteur capable d'augmenter la probabilité » de la maladie. Le concept de déterminant est cependant très lié à celui de « risque », car ce sont tous deux des facteurs capables d'influencer l'apparition ou l'évolution d'une maladie et ne pouvant être considérés comme des « causes » de la maladie.

Les déterminants primaires sont représentés par les facteurs dont la variation exerce un effet plus important sur la formation de la maladie. En d'autres termes, ils revêtent une importante fondamentale pour l'apparition de la maladie.

Les déterminants secondaires sont représentés par les facteurs dont la variation exerce un effet moindre sur la formation de la maladie. En d'autres termes, ils ne sont ni indispensables ni importants pour l'apparition de la maladie. Ils correspondent dans de nombreux cas aux facteurs « prédisposants » ou « favorisants ». Les déterminants secondaires, peuvent être divisés entre les déterminants intrinsèques (ou endogènes, c'est à dire internes) et extrinsèques (ou exogènes)[39].

Les déterminants positifs sont les facteurs qui réduisent le risque de maladie chez l'individu ou au sein de la communauté. Cela correspond, par exemple, à une alimentation saine, à la pratique d'un sport, à la lecture, à un salaire suffisant, etc.

Les déterminants négatifs sont au contraire tous les facteurs qui favorisent le risque de maladie.

Par exemple la sédentarité, la cigarette ou l'abus d'alcool, mais également le chômage ou un logement inapproprié. L'étude de déterminants de santé ou de maladie permet d'élaborer de multiples interventions (Primary health care) afin de réduire l'incidence des maladies, tout en augmentant le bien-être perçu par la personne et par la communauté[40].

Dans ce secteur, les interventions ne relèvent pas exclusivement du système de santé, mais peuvent impliquer tous les secteurs de la société.

Des études internationales sérieuses ont réalisé une estimation quantitative de l'impact de certains facteurs sur la longévité de la communauté, utilisée comme indicateur indirect de l'état

---

39 http://www.unipegaso.it/materiali/Scienze/annoII/Igiene_Giella/ModI/Lezione_I.pdf consulté le 31/10/2015

40 Gavino Macciocco http://www.saluteinternazionale.info/2009/01/i-determinanti-della-salute-una-nuova-originale-cornice-concettuale/ consulté le 31 octobre 2015

de <u>santé</u> : les facteurs économiques et sociaux ainsi que les modes de vie interviennent à hauteur de 40 à 50 %, les conditions environnementales de 20 à 30 %, les prédispositions génétiques également de 20 à 30 % et les services de soins de santé de 10 à 15 %[41].

Il existe des modèles conceptuels qui mettent en évidence certains facteurs plus que d'autres et qui établissent une hiérarchie entre les valeurs des différents éléments.

Selon le premier modèle[42], l'état de santé des personnes serait conditionné à 50 % par leurs comportements et leur mode de vie. Les autres facteurs sont beaucoup moins importants : les facteurs environnementaux (20 %), les facteurs génétiques (20 %) et les soins de santé (10 %). Il s'agit d'un modèle qui met au premier plan l'importance des modes de vie des personnes et qui tient compte de l'insistance mise en place par les États-Unis sur la responsabilité individuelle envers la santé et la maladie.

Dans le deuxième modèle, selon les écoles de santé publique du nord de l'Europe, les facteurs qui influencent l'état de santé s'expriment dans une série de cercles concentriques qui correspondent à différents degrés d'influence. Au centre on retrouve l'individu, avec ses caractéristiques biologiques : le genre, l'âge, le patrimoine génétique, c'est à dire les déterminants de santé non modifiables. Les déterminants modifiables, c'est à dire ceux qui sont susceptibles d'être corrigés et modifiés, se déplacent d'une position interne vers une position plus externe : les modes de vie des individus, les réseaux sociaux et communautaires, le cadre de vie et de travail, le contexte politique, social, économique, le niveau culturel et la structure psychologique.

La conception de cette partie ne prévoit pas de distinction entre les modèles des déterminants de santé par rapport à leur **degré hiérarchique**, bien que ce soit un sujet académique intéressant, mais il est compliqué de distinguer les déterminants di-

---

41 https://it.wikipedia.org/wiki/Determinanti_della_salute consulté le 4 octobre 2015

42 USA: Centers for disease control and prevention

rectement influençables des interventions sanitaires adéquates et indépendantes. De plus, le poids d'un déterminant par rapport à un autre n'est que personnel et relatif.

C'est pour cela qu'il est important d'établir un profil sanitaire du patient avec, au centre, le **profil des risques** et le **programme d'entretien**.

Le patient veut se sentir **protégé**, suivi, conseillé, informé, rassuré et, lorsque cela est nécessaire, soigné. Et tout cela, il souhaite l'obtenir d'un professionnel, ou plutôt d'un ensemble de professionnels hautement compétents, sensibles et pertinents. Le médecin a évolué, et travaille de plus en plus en équipe, avec des outils de diagnostic sophistiqués.

La **relation médecin/patient** est toujours un préalable fondamental pour instaurer la confiance qui est à la base de l'efficacité des soins et de son effet dans le temps, et pour cela il s'adresse à un thérapeute qui, lorsqu'il possède l'empathie nécessaire, permet ce rapport de confiance qui est fondamental et qui a été défini par Carl Rogers comme étant l'attitude indispensable pour instaurer un climat de sécurité utile pour développer les ressources individuelles. « Ce que je suis est bien suffisant si seulement j'accepte de l'être pleinement », est une phrase qui résume parfaitement la pensée de l'auteur. Et c'est à ce moment qu'intervient le thérapeute, le médecin ou le psychologue qui a le devoir de conseiller, de guider et de soutenir le processus d'adaptation et d'évolution de l'individu qui a eu confiance en lui, en engageant le processus de guérison. Les concepts d'empathie et de collaboration, qui sont des conditions de la révolution des idées innovatrices de Rifkin, reprennent parfaitement place afin d'en garantir la survie dans une vision environnementale.

Cela vaut pour **tout cadre organisationnel**, notamment pour celui qui nous intéresse : la santé dans son acception la plus large et la plus moderne !

Évidemment, cette approche novatrice se trouve confrontée à des problèmes d'application dans les différentes régions du monde, notamment dans la réalisation du juste équilibre entre la

médecine holistique, qui s'appuie plus sur des indicateurs empiriques, et la **médecine traditionnelle** étroitement liée à des indicateurs basés sur les preuves scientifiques, « evidence based ».

Ces deux interprétations de la science médicale ont très souvent créé des situations professionnelles **conflictuelles**, laissant ainsi de la place à des puissances économiques et politiques, privées et publiques.

5.3 Les déterminants socio-économiques et l'intégration sanitaire et sociale

Plusieurs études ont présenté l'existence d'un important pouvoir de prédiction de l'état de santé ou de la mortalité sur la base d'indices de privation **socio-économique** mesurés au niveau de zones de recensement isolées ou restreintes, corrigés des effets de composition[43].

On sait que dans une ville ou un pays il y a une homogénéité interne élevée - c'est à dire des lieux de vie uniformément défavorisés, exposés une **toxicité environnementale** ou des **modes de vie malsains** - dont les facteurs structurels peuvent avoir des conséquences à des degrés divers sur l'état de santé des personnes.

L'**insuffisance de revenus** apporte, tout au plus, une explication incomplète des écarts de mortalité entre les pays ou entre des sous-groupes au sein d'un pays. Il est bien connu que, entre les pays riches, il y a une faible corrélation entre le PIB par habitant et l'espérance de vie. La Grèce, par exemple, en parité du pouvoir d'achat d'un peu plus de 17 000 $, a une espérance de vie de 78,1 ans ; les États-Unis, avec un PIB de plus de 34 000 $, a une espérance de vie de 76,9 ans. Le Costa Rica et Cuba sont des exemples de pays avec un PIB inférieur à 10 000 $ avec une espérance de vie de 77,9 ans et de 76,5 ans[44].

Les inégalités en matière de santé entre et au sein des États peuvent être **réduites**. Il n'y a pas de raison biologique qui expliquerait pourquoi l'espérance de vie du Japon est plus élevée de 48 ans par rapport au Sierra Leone, ou 20 ans plus courte entre les Aborigènes australien et les insulaires du détroit de Torrès par rapport aux autres australiens. Réduire ces inégalités so-

---

43 Krieger 1992; Michelozzi et al. 1999; Pickett et Pearl 2001

44 De Michael Marmot - Lancet 2005; 365: 1099–104 Determinanti sociali delle disuguaglianze nella salute

ciales dans le domaine de la santé, et en renforçant donc les besoins humains, est une question de justice sociale[40].

Les **déterminants** qui doivent être surveillés sont : la culture, au sens large, le statut socio-économique (facteurs qui influenceront à leur tour les comportements et les modes de vie) et l'environnement entendu comme écosystème. À ces déterminants de bien-être sont ensuite ajoutés le patrimoine génétique individuel puis la disponibilité et l'accès à un système de santé « universel » (*figure 1*)[45].

Image 1 : les déterminants du bien-être de santé. (Adapté selon : Dipartimento delle Opere Sociali Sezione Sanitaria I determinanti eco-socio-economici della salute, écrit par : G. Domenighetti, J. Quaglia, L. Inderwildi Bonivento Bellinzona, novembre 2000)

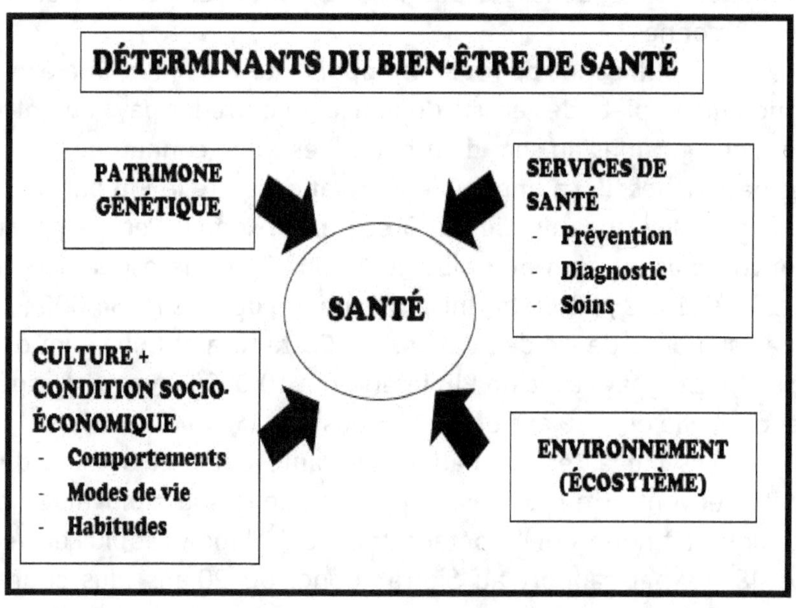

---

45 Salute Internazionale 2009_I determinanti della salute. Una nuova, originale cornice concettuale_Gavino Macciocco

La maladie d'une personne peut influencer la position sociale, portant ainsi atteinte à ses possibilités d'emploi et réduisant ses revenus. De telle manière que, au niveau de la communauté, certaines maladies épidémiques (ex : le Sida en Afrique) peuvent entraîner de graves préjudices sur le fonctionnement des institutions sociales, économiques et politiques. La Déclaration politique de Rio sur les déterminants sociaux de la santé de 2001 cherche à adopter des politiques sanitaires adaptées, capables d'agir de façon transversale et de développer des politiques visant à la promotion de la santé mondiale, mais avec une attention particulière pour les groupes faibles de la population. Les déterminants sociaux entrent donc de plein droit dans la conception de la promotion de la santé, occupant également une place dans l'idée de « santé » au niveau politique, social, personnel, de même que pour le travail sanitaire quotidien. La reconnaissance « politique » de l'importance des déterminants de santé traduit en réalité un concept fondamental pour l'épidémiologie.

L'intégration de la sécurité sociale et la promotion des synergies est le levier pour mettre en œuvre le « changement » visant un renouvellement structurel du système de production et du système social dans son ensemble.

Mener « une bonne vie » constitue alors une identité liée à une vision large du développement, entendu comme résultant des convergences, de l'**intégration** et de la transectorialité des politiques pour la valorisation des ressources humaines, de la sécurité du travail, de l'instruction, de l'environnement, de la santé et de la promotion de modes de vie sains.

Il est fondamental d'identifier des **priorités** précises :

• atteindre des modèles organisationnels innovants, centrés sur l'**intégration socio-sanitaire territoriale**, pour l'extension des possibilités d'offres dans les secteurs actuellement déficients ou non prévus ainsi que pour offrir une meilleure efficacité aux réponses de soins intégrés avec les interventions sociales élargies (pour la maison, pour la mobilité, pour le temps libre, etc.) ;

• définir le rôle central de l'aide aux personnes **dé-pendantes** et le soutien aux familles, pour faire face aux effets sociaux du vieillissement de la population et augmenter la couverture maladie des différentes formes d'intervention ;

• promouvoir l'intégration des **immigrés**, pour favoriser la confiance envers les institutions.

5.4 Les modes de vie
Angelo Barbato, Angela Meggiolaro

Le mode de vie est une **façon de vivre** basée sur les modèles identifiables de comportements déterminés par l'interaction entre les caractéristiques personnelles d'un individu, ainsi que des caractéristiques sociales, socio-économiques et environnementales[46].

Ces modèles de comportement ne sont pas fixes mais peuvent être changeants. Des modes de vie individuels, caractérisés par des modèles de comportement identifiables, peuvent avoir de profondes répercussions sur la santé de l'individu et de la communauté. En encourageant un individu à changer de mode de vie, celui-ci peut se maintenir en bonne santé ou la retrouver, mais l'action doit cependant s'adresser aux conditions sociales et culturelles qui contribuent à produire et à maintenir ces **modèles de comportement.**

Il n'existe pas de mode de vie « **optimal** » pouvant être prescrit au niveau universel. La culture, le revenu, la structure familiale, l'âge, les capacités physiques, le travail et l'environnement influencent le mode de vie le plus approprié[47].

Selon le rapport établi en 2002 par <u>**l'Organisation mondiale de la santé**</u>, il existe certains facteurs de risque capables d'influencer concrètement et négativement la durée de vie d'une personne. Ci-après ont été reportées les données relatives à la **diminution du nombre d'années en bonne santé**, liée à des facteurs de risque dans les pays industrialisés:

---

46 http://www.who.int/healthpromotion/conferences/previous/ottawa/en/ consulté le 31 octobre 2015

47 http://apps.who.int/iris/bitstream/10665/64546/1/WHO_HPR_HEP_98.1. pdf?ua=1 consulté le 2 septembre 2015

- 12,2 <u>Tabagisme</u>
- 10,9 <u>Hypertension</u>
- 9,2 Alcool
- 7,6 <u>Hypercholestérolémie</u>
- 7,4 <u>Surpoids</u>
- 3,9 Faible consommation de fruits et légumes
- 3,3 Sédentarité
- 1,8 Substances illicites

Il faut préciser que cette étude tient compte d'un seul facteur à la fois, sans le lier aux autres, leur effet combiné doit donc être considéré comme une somme des valeurs, ce qui aggrave donc la situation d'une personne qui se trouve dans plusieurs catégories[48].

---

48 https://it.wikipedia.org/wiki/Stile_di_vita consulté le 31 octobre 2015

5.5 L'activité physique
Roberto Del Gaudio

Sur la base de l'évolution de la définition de la santé, qui atteint son sommet dans le paradigme de Territoire zéro, nous cherchons avant tout à découvrir ce qu'est la santé, en ne l'observant pas uniquement d'un point de vue médical et scientifique, mais dans le cadre du **sport**. La santé doit être entendue comme l'expression des meilleures capacités du corps, dans tous ses aspects multiples : une bonne condition des organes internes du corps, mobilité des articulations, vitalité et souplesse des muscles, ainsi que l'équilibre psychologique de l'individu.

Analysons ces conditions en quelques lignes :

- On a une bonne santé physique au sens strict à partir d'une **aptitude** physique préalable ;

- on entretient la **mobilité** grâce à la réalisation de gymnastique douce qui active toutes les articulations du corps ;

- la **vitalité** grâce à des exercices physiques qui entretiennent le corps contre les résistances, grâce à des exercices au sol ou avec des poids, ou bien encore dans l'eau ;

- on atteint et entretient la **souplesse** grâce à des efforts permanents en débutant avec un type d'étirements musculaires passifs ;

- la **santé mentale**, c'est à dire l'équilibre mental, est également issue de l'activité sportive adaptée à l'individu.

Un sportif **non intensif** devra chercher, à long terme, à préserver un état de santé satisfaisant et rechercher une condition de forme physique globale appropriée.

Le corps vieillit déjà de manière autonome, si nous ajoutions une **activité physique non appropriée** et non adaptée à la qualité de vie de l'individu, les effets seraient catastrophiques. Pourquoi ?

Pour notre **équilibre** psychophysique, énergétique et salutaire.

Le concept de santé ne doit cependant pas être dissocié de celui de l'activité physique personnalisée (fitness) ; seule une application efficace des exercices gymniques les plus appropriés à l'individu portera aux effets recherchés depuis toujours : le **Wellness physique** (se sentir bien, entraîné et en équilibre psychophysique avec soi-même).

À son tour, le Wellness produit, comme effet et comme recherche constante, l'Anti Aging (la science de l'**antivieillissement**), comme forme de préservation et d'optimisation potentielle de l'objectif de bien-être.

Le terme **Fitness** est utilisé pour indiquer l'activité physique nécessaire pour atteindre l'objectif de forme, c'est à dire la forme physique de l'individu.

Quelle est la différence avec le **sport** ?

Ce dernier est la réalisation d'activités motrices qui ont pour objectif l'**entraînement** du corps, en plus d'être un moyen pour atteindre la forme physique (Fitness).

Parmi ce qu'on appelle les « sports de salle », de nombreuses salles de sport ont divisé le monde du fitness de cette manière :

- ACTIVITÉS CARDIOVASCULAIRES
- step : littéralement « marche », il s'agit d'une série d'exercices dynamiques de montée et descente de la plate-forme, en suivant le rythme de la musique ;
- spinning : activité aérobique réalisée avec un vélo, activité que l'on peut associer à des poids légers pour exécuter des exercices pour la partie supérieure du corps ;
- zumba : leçons de danse avec de l'activité cardio où l'on alterne entre intensité élevée ou basse grâce, entre autres, à des danses latines. Les variantes peuvent être l'Aqua Zumba, en piscine, ou la Zumba Step, une combi-

naison de danses grâce à l'utilisation de la marche (step) caractéristique de ce sport ;
- hydrobike : le spinning dans l'eau, pour s'entraîner de manière de manière encore plus intense que la version terrestre ;
- ÉTIREMENT MUSCULAIRE
- stretching : il s'agit d'une série d'exercices d'étirement musculaire, utilisés pour prévenir les blessures musculaires et les tendinites, ainsi que pour améliorer les mouvements articulaires ;
- yoga : pratique ascétique et méditative, similaire aux arts martiaux pour l'équilibre de soi, comme le Tai chi Chuan ;
- RENFORCEMENT
- pump :activité de résistance qui active les fibres rouges des muscles grâces à des exercices propres au body building mais avec des poids plus faibles ;
- TRX : activité de résistance qui utilise des sangles de suspension afin de réaliser des exercices pour toutes les zones musculaires. On exploite ainsi le poids du corps comme une résistance opposée ;
- J.A.F. : acronyme de Jambes, Abdos, Fessiers, il s'agit donc d'une série d'exercices destinés à l'entraînement de ces zones musculaires ;
- Upper training : gymnastique générale exclusivement pour la partie supérieure du corps :
- circuit training avec machines pour le body building : circuit sans pause, ou presque, avec utilisation de machines et d'exercices propres au culturisme ;
- aquafitness : gymnastique dans l'eau, on exploite la résistance de l'eau pour entraîner le corps. Il est possible d'associer ce sport avec de petits poids pour un entraînement plus important, etc. ;

Le **body building** est une approche d'entraînement en résistance qui pour l'instant n'a aucun équivalent dans le monde du sport. Avec cette activité physique, on entraîne le corps à devenir plus fort, plus tonique et à activer toutes les zones musculaires, on arrive à obtenir une augmentation du métabolisme au repos en entraînant le cœur, et l'on peut également parvenir à une perte de gras significative avec des systèmes d'entraînement appropriés.

Le **bosu** consiste à utiliser une demi-sphère pour activer la proprioception. En utilisant ce matériel comme base, nous pouvons réaliser d'innombrables exercices au sol en profitant de l'équilibre du corps à l'effort. Il est également possible d'intégrer des mouvements isométriques.

La danse, avec toutes ces spécialités : la danse moderne, le hip-hop et les danses latino-américaines sont des exemples d'activités motrices qui plaisent largement.

Les **arts martiaux**, tout comme la **natation** sont considérés comme des sports complets aussi bien parce qu'ils activent tous les muscles du corps, que parce que le pratiquant se penche dans l'étude complémentaire des philosophies orientales également basées sur la découverte de l'énergie mentale interne.

De nombreux centres de sport proposent des « **formules club** », qui incluent plusieurs activités que la salle de sport peut offrir. L'idée de base est de chercher à attirer le plus de personnes possible en profitant du large choix de spécialités. Cette formule porte souvent à la satisfaction psychologique du client plutôt qu'à la forme physique. Je décide de varier les sports non pas parce qu'un programme hebdomadaire d'activités personnalisées a été élaboré, avec plusieurs activités et des objectifs spécifiques, mais pour des raisons de marketing contre l'ennui. En agissant de la sorte, je n'atteins pas la « forme physique » grâce à la régularité ou l'engagement.

Le terme **wellness** est une extension et une évolution du concept de <u>fitness</u>, il se réfère à une philosophie de vie qui place le bien-être de la personne au centre de l'attention en proposant des activités sportives, des pratiques de régénération et de mental training, tout cela en combinaison avec une alimentation correcte. Le wellness favorise un état de bien-être et un équilibre psychophysique[49].

Les **thermes** (également appelés établissement thermaux ou spas) sont des structures, publiques ou privées, situées auprès de <u>sources</u> thermales et dotées d'installations pour l'<u>hydrothérapie</u>. Depuis le <u>XVIe siècle</u>, le mot **spa**, qui tient son origine de la ville belge <u>Spa</u>, déjà connue au <u>XIVe siècle</u> pour ses eaux minérales, devient le terme par <u>définition</u> du <u>thermalisme</u>, d'abord en anglais, puis dans d'autres langues. Le terme est parfois interprété à posteriori comme un acronyme des expressions latines *qualisalus per aquam* ou *sanare per aquam*, et dans ce cas parfois écrit en majuscule (SPA[50]).

Le wellness et les spas sont un ensemble de pratiques, non seulement sportives, mais également liées à la détente, qui induisent un état de bien-être et de relaxation du corps et de l'**esprit**.

Le spa offre cependant un sentiment de « santé momentanée », puisqu'en effet tout massage ne peut apporter qu'une **relaxation temporaire très brève** pour permettre à la personne de se sentir bien. Mais alors, de quoi s'agit-il ? D'orientation vers le bien-être comme un effet, et non comme un moyen. Tout ce qui est actuellement entendu comme bien-être est en réalité une intégration d'un ensemble d'activités fitness (être en forme). Je m'explique mieux : il faut utiliser le monde du sport dans son interconnexion avec tous les facteurs qui en font partie (activité physique programmée et personnalisée, alimentation saine, intégration alimentaire le cas échéant, récupération adaptée entre les entraînements et sommeil adapté aux besoins de l'individu) ; tout cela est le fitness.

---

49 https://it.wikipedia.org/wiki/Wellness consulté le 6 octobre 2015
50 https://it.wikipedia.org/wiki/Terme consulté le 6 octobre 2015

Cette forme physique a pour effet le vrai bien-être : un état de bien-être qui ne s'épuisera pas après quelques heures mais plutôt, s'il est prolongé dans le temps, qui se transforme-ra lentement en un **mode de vie** pour la longévité de l'individu.

Quelles sont les combinaisons entre **la santé et la forme physique** ? Il y en a essentiellement 4 :

1) on est en bonne santé, mais avec une forme physique faible : dans ce cas là il faut suivre lentement et progressive-ment une approche au sport ;

2) nous ne sommes pas en bonne santé ni en forme phy-sique : la meilleure solution est une intervention médicale spé-cifique avec de l'activité physique légère ;

3) nous sommes en bonne santé et en forme physique : il s'agit du meilleur des cas possibles. Dans cette condition il est nécessaire de se concentrer essentiellement sur des objec-tifs sportifs, du point de vue anaérobique ou aérobique.

4) nous ne sommes pas en bonne santé mais suffisam-ment entraînés. Il s'agit ici de sportifs qui ont toujours pratiqué du sport, mais où il faut se concentrer sur : l'alimentation, les étirements, le repos. Il est donc important de pratiquer régu-lièrement une **activité physique**[51] en trouvant un créneau ho-raire. Même le peu de temps à disposition, s'il est bien utilisé, peut apporter du dynamisme et de l'énergie non seulement pour le corps mais également pour l'esprit.

Le concept d'**énergie**, paradigme de base pour Territoire zéro, lorsqu'il est marqué par la médecine, doit être considéré comme la base du bien-être pour le physique. Sans énergie, il est impossible de réagir de manière performante à d'éven-tuelles formes de fatigue mentale lorsqu'elles se présentent.

Le deuxième paradigme fondamental est la **communica-tion** qui, pour l'activité physique, est menée de manière hori-

---

51 La scienza dell'esercizio resa semplice de Brian Johnston, éditeur Sandro Ciccarelli

zontale avec le collègue de sport ou d'entraînement, et de manière verticale avec l'entraîneur.

Le troisième paradigme est la **logistique** qui, dans le contexte du fitness, correspond au lieu d'entraînement. Cela comprend les salles de sport où l'on peut s'entraîner avec ou sans un coach personnel, ainsi que les parcours d'entraînement[52] ou les applications réalisées pour le fitness.

La santé et l'activité physique sont intégrés depuis toujours[53]. La locution latine **Mens sana in corpore sano** (littéralement un esprit sain dans un corps sain) appartient à Juvénal (Satire, X, 356)[54]. Dans l'usage courant, cela signifie que pour avoir des facultés mentales saines, il faut également que les facultés corporelles soient saines en vertu de l'ensemble physique et mental[55].

---

52 https://it.pinterest.com/explore/programmi-di-fitness-899993928408/ consulté le 5 octobre 2015

53 https://www.hardgainer.com consulté le 7 octobre2015

54 https://it.wikipedia.org/wiki/Mens_sana_in_corpore_sano consulté le 7 octobre 2015

55 Sentenze, motti, proverbi latini brevemente illustrati, appendice al Vocabolario della Lingua Latina Campanini-Carboni, Paravia, Torino, 1993, p. 50.

5.6 La prévention des pathologies chroniques et dégénératives grâce aux habitudes alimentaires
Antonina Fazio

La nécessité d'adopter, à l'échelle mondiale, régionale et nationale, des mesures de **prévention** et de contrôle des pathologies chroniques, notamment des maladies cardiovasculaires, du diabète et du cancer, a été reconnue comme prérogative politique urgente par un document de l'assemblée générale des Nations-Unis.

Dans ce contexte, le plan de travail réalisé par l'OMS a permis de consigner l'évolution de la mortalité pour les maladies chroniques, de même que la prévalence de certains facteurs de risque qui leur sont associés, pour chaque pays membre. Les données recueillies ont été publiées en juillet 2014 dans le rapport « Non communicable Diseases Country Profiles 2014 » duquel il ressort que, dans les pays occidentaux, la **mortalité** liée au cancer est d'environ 30 %, la mortalité par maladies cardiovasculaires varie entre 28 et 40 %, tandis que la prévalence de ces maladies augmente constamment et cela se traduit, d'un point de vue économique, par une situation non-viable au niveau sanitaire, par une augmentation de la morbidité et donc par une productivité réduite de l'entreprise et, en termes purement humains, à un prix coût indéchiffrable du point de vue de la souffrance.

Toute intervention visant la prévention primaire des maladies chroniques dégénératives nécessite le contrôle des facteurs de risque qui leur sont associés. À cet égard, d'après les dernières preuves scientifiques, il ressort clairement que certaines habitudes alimentaires peuvent se présenter comme des instruments efficaces de réduction de tous les facteurs de risque métabolique, comme le **diabète de type 2,** la **dyslipidémie,** l'**hyper-**

tension et l'**obésité**, liés aussi bien au cancer qu'aux maladies cardiovasculaires.

Aussi bien l'**obésité**[56], dans le cadre d'un poids normal, que l'obésité abdominale[57] ou un rapport taille-hanche (RTF) élevé représentent sans aucun doute un facteur de risque, pour les maladies cardiovasculaires et pour le diabète de type 2 que pour de multiples formes de cancer, notamment pour le cancer du sein en post-ménopause et le cancer colorectal.

Le mécanisme pathophysiologique permettant à l'obésité de promouvoir les pathologies chroniques dégénératives est lié au fait que l'obésité est associée à :

- <u>Des taux anormaux d'**adipokine**</u> : le tissu adipeux n'a pas seulement pour fonction d'emmagasiner l'énergie en excès ; il s'agit également d'un organe endocrinien, c'est à dire capable de produire les hormones appelées adipokines, dont la leptine et l'adiponectine, régulatrices de plusieurs fonctions biologiques mais qui influencent également la **croissance tumorale** et la fonction immunitaire ;

- <u>**État inflammatoire chronique**</u> : L'expansion du tissu adipeux (notamment au niveau abdominal) et l'hypertrophie des cellules adipeuses, résultat d'un apport calorique élevé, provoquent une infiltration de macrophages qui, une fois activés, contribuent, avec les cellules adipeuses, à la sécrétion d'**adipokines** pro-inflammatoires, mutagènes, anti-apoptotiques et pro-angiogéniques. En résumé, elles favorisent la croissance tumorale ainsi que la sécrétion de cytokines inflammatoires comme IL-6 et TNFalda qui causent une inflammation locale et systémique, qui de-

---

56 définie pour un IMC > 30Kg/m2. L'indice de masse corporelle (abrégée IMC ou BMI de l'anglais body mass index) est une donnée biométrique, exprimé par le rapport entre le poids et le carré de la taille d'un individu, et est utilisé comme indicateur pour le poids de forme.

57 Tour de taille supérieure à certaines valeurs ensuite indiquées.

vient chronique et qui contribue donc à la cancérogenèse, à l'athérosclérose et à d'autres processus chroniques dégénératifs ;

- <u>Taux élevés d'**insuline**</u> : dans les cas d'adiposité abdominale (en cas d'obésité mais aussi de surpoids) un état inflammatoire se met en place et, avec la réduction de l'hormone adiponectine produite par le tissu adipeux, s'associe essentiellement à l'**insulinorésistance** médiée par les **adiponectines** et suivie par une **hyperinsulinémie compensatrice**, avec une augmentation de la production de glucose hépatique et des altérations du profil lipoprotéïque, c'est à dire une hypertriglycéridémie, une augmentation de LDL et une diminution de ce qu'on appelle le « bon »cholestérol, le HDL, cela représente certainement un facteur de risque pour le diabète de type 2, l'hypertension et les pathologies cardiovasculaires. Puisque l'insuline est une hormone capable de stimuler la mitogenèse (c'est à dire la croissance de nombreux tissus y compris les tissus tumoraux, qui présentent des récepteurs pour l'insuline de type A) et responsable de l'augmentation des taux sanguins et de la biodisponibilité de facteurs fondamentaux pour la croissance tumorale, comme l'IGF-I et les œstrogènes. L'hyperinsulinémie est également associée à une augmentation des risques de cancer ;

- <u>Altération de la flore intestinale</u> : la dysbiose intestinale, induite par le régime, est associée à une augmentation des risques autres que l'obésité, comme par exemple les risques de maladies cardiovasculaires, de cancer, ainsi que d'allergies et de pathologies auto immunes ;

- <u>Augmentation de l'activité métabolique cellulaire</u>, qui peut endommager l'ADN à cause de l'hyperproduction des composés de l'oxygène, produits lors des processus métaboliques (les dérivés réactifs de l'oxygène, DRO[58]) et ayant une activité très oxydante.

Maintenir un poids de santé, avec un IMC inférieur à $25Kg/m^2$ et, notamment, maintenir une taille fine, est ainsi le premier objectif qui aide également à prévenir le cancer, mais encore davantage, pour les personnes qui se battent déjà contre le cancer, pour faciliter l'éventuelle action thérapeutique de la chimiothérapie et pour améliorer le diagnostic.

Cela montre combien il est important de lutter contre l'augmentation actuelle de l'incidence de l'obésité même chez les enfants, car un **enfant obèse** devient souvent un adulte obèse.

Mais existe-t-il des **boissons ou des aliments** qui peuvent influencer directement la prise de poids ?

Une des grandes études prospectives a réalisé une étude en soumettant des milliers de sujets de poids normal à des questionnaires sur leur alimentation, et a démontré que la relation entre l'augmentation du poids et la consommation de différents composants du régime, indépendamment d'autres facteurs dépendant du mode de vie, mettent en évidence le fait que la **prise de poids progressive**, selon les doses, est fortement associée à la consommation : de **frites**, de **pommes de terre** et de **boissons sucrées** principalement, puis de **viande rouge**, et de **viande conservée**, de **farine blutée**, de **desserts** et de **gras « trans »**.

On retrouve à l'inverse les **légumes**, les **céréales complètes**, les **fruits secs** et les **yaourts** pour **lutter** contre la prise de poids.

Le résultat de cette étude confirme que la consommation d'**aliments à index glycémique élevé**, justement comme les pommes de terre et les farines blutées (notamment 0 et 00) favorise (de la même manière que la consommation d'aliments préparés, riches en sucres, en graisses et en sel ajoutés) la prise de poids, car ces aliments augmentent rapidement et considérable-

---

58 Reactive Oxygen Species http://www.ncbi.nlm.nih.gov/pubmed/11076791
    consulté le 15 octobre 2015

ment la glycémie, provoquant ainsi une réponse insulinique plus importante, ce qui diminue immédiatement la glycémie et envoie un signal de faim et, avec cela, une probable augmentation de l'apport calorique.

Dans une perspective **préventive**, la consommation de **céréales et de farines intégrales** est donc conseillée, notamment par plusieurs études épidémiologiques ayant souligné l'effet protecteur contre les maladies chroniques dégénératives, et non seulement pour l'action de modulation sur la glycémie, mais pour la **fraction de fibre polysaccharide non amylacée**, que les farines blutées comprennent très peu, qui n'est pas dégradable par les enzymes de notre intestin, mais qui est métabolisée par des colonies spécifiques de la flore intestinale présente, qui le colonise.

De la fermentation microbienne de la fibre des **céréales intégrales** (comme des **légumes**), parmi les métabolites produits on retrouve les **acides gras à chaîne courte** (AGCC)[59] à partir de molécules polysaccharidiques, comme les arabinoxylanes et les bêta-glucanes, dont la proportion ne dépend pas seulement du substrat fermentescible et donc de la quantité de fibre de céréale ingérée, mais également de la composition microbienne, car seulement quelques espèces parviennent à produire des AGCC pour certaines valeurs du pH intestinal.

Parmi les AGCC, le **butyrate** joue un rôle important pour la muqueuse intestinale, pour laquelle il représente un substrat nutritif capable d'influencer l'expression génique des cellules épithéliales du côlon, réduisant ainsi l'inflammation et luttant contre le processus de carcinogenèse, comme démontré lors d'expériences in vitro.

De plus, les AGCC présentes dans le sang, bien qu'à des concentrations micromolaires, jouent également un rôle bénéfique au niveau métabolique, pouvant agir au niveau du tissu adipeux où ils perturbent la production des hormones adipeuses et

---

59 Acides gras à chaîne courte (acide propionique et butyrique notamment)

améliorent ainsi l'homéostasie du glucose de même que la sensibilité à l'insuline.

La consommation de céréales complètes augmente également la colonisation intestinale des **bifidobactéries**, capables également de moduler l'inflammation à l'extérieur du côlon et de lutter contre la croissance des microbes intestinaux qui favorisent l'obésité.

Une étude de cohorte a aussi démontré que la consommation de **céréales complètes** réduisait le risque d'obésité viscérale.

Une restriction calorique modeste peut également favoriser la diminution de la croissance de **microbes nocifs** ou sont associés à l'obésité, ce qui favorise donc la perte de poids.

Ainsi, la diminution des apports caloriques permet certainement de lutter contre le facteur de risque de l'obésité. D'autres données expérimentales, réalisées sur plusieurs modèles animaux, démontrent que la **restriction calorique**, associée à une alimentation adéquate, qui prévoit une meilleure absorption de vitamines et de minéraux, augmente la longévité, ralentit le vieillissement et, encore plus important, protège contre le diabète de type 2, les maladies cardiovasculaires, l'hypertension, l'inflammation et les facteurs de risque métabolique associés au cancer.

Des expérimentations sur des modèles animaux, dans le milieu génétique et pharmacologique, indiquent que la **réduction de la disponibilité de calories et d'amino-acides** introduits par le régime, augmente significativement la durée de vie et réduit le risque de pathologie. Ceci se traduit dans la cellule par une modulation du parcours métabolique sensible à la disponibilité de nutriments (PI3K/AKT et mTOR).

En parallèle, les études sur l'homme suggèrent qu'une **restriction calorique** modérée et durable produit davantage d'adaptations métaboliques comme la réduction du cholestérol total, du LDL, de la glycémie à jeun, de la protéine C réactive et de la pression artérielle, ce qui entraîne une réduction du risque de diabète de type 2, d'obésité abdominale, d'hypertension, de dyslipidémie, d'inflammation, de cancer et de pathologies cardio-vasculaires.

Ceci présume toutefois que la restriction calorique prévoit également une consommation adaptée de nutriments, d'un point de vue qualitatif et quantitatif. En résumé, cela suggère que les apports caloriques ainsi que la qualité du régime peuvent faire en sorte que le vieillissement ne soit pas une condition inévitablement liée à cette pathologie. Les données scientifiques recueillies dans ce domaine mettent en évidence que les effets bénéfiques sur les facteurs de risque métabolique sont surtout liés au type de nutriments consommés, c'est à dire à la **qualité du régime**.

Cela est confirmé par les données sur la réduction des facteurs de risques comme la pression sanguine, la lipidémie et la glycémie, sur des personnes suivant un **régime végan**, dépourvu de restriction calorique. Par conséquent, la restriction calorique, à elle seule, ne représente pas une prérogative suffisante pour la prévention.

En effet, le modèle diététique ayant permis de recueillir les effets bénéfiques de la restriction calorique sur l'homme a prévu l'**élimination d'aliments à indice glycémique élevé** comme les glucides complexes, les pommes de terre, le riz blanc, les aliments enrichis en saccharose ou en fructose, les plats préparés riches en sel, les acides gras trans, et l'augmentation corrélative de la consommation d'une large variété de végétaux, de fruits à **indice glycémique bas**, de produits laitiers maigres, de poissons, d'œufs, de soja et, seulement occasionnellement, de viande.

Un régime alimentaire ainsi élaboré évite sans aucun doute des nutriments spécifiques dont le rôle dans la pathogenèse des pathologies cardiovasculaires est suggéré par plusieurs études expérimentales. Parmi ces dernières études, celles qui ont analysé les effets métaboliques de la consommation de sucres comme le **saccharose** (composé formé d'une molécule de glucose et une de fructose) et le **fructose**, mettent en évidence une corrélation significative avec la prise de poids, ce qui suggère également un rôle éventuel dans l'augmentation des triglycérides et de la pression sanguine.

D'autres études démontrent la manière dont l'excès de sel et d'acides gras partiellement hydrogénés, présents dans la margarine et dans de nombreuses pâtisseries, contribuent au **processus de l'athérosclérose** et favorisent le **syndrome métabolique**.

En 1998, l'Organisation mondiale de la santé (OMS) propose une première **définition du syndrome métabolique**, à laquelle se sont ajoutées d'autres définitions qui diffèrent par le type et le nombre de variables examinées et par les valeurs seuils utilisées.

La définition la plus connue et la plus appliquée dans la pratique clinique est celle du programme *Adult Treatment Panel* (ATP) III, mis en place en 2001 par le National Cholesterol Education. Cette définition ne prend en compte aucun élément de diagnostic direct ou indirect de résistance à l'insuline, mais couvre la présence de **trois variables** conjointement présentes parmi les suivantes : **obésité abdominale, hypertension, hypertriglycéridémie, cholestérol HDL bas et glycémie >100 mg/dl (y compris également le diabète).**

En **2005**, l'*International Diabetes Federation* (IDF) est intervenue avec une nouvelle définition.

Celle-ci se caractérise par l'**obésité viscérale** comme élément essentiel, auquel il faut ajouter deux autres critères parmi ceux habituels (hypertriglycéridémie, cholestérol HDL bas, hyperglycémie, ainsi que le diabète).

Environ 1 mois après la publication des critères de l'IDF, l'American Heart Association ainsi que le National Heart, Lung and Blood Institute ont publié une déclaration sur le syndrome métabolique, élargissant ainsi les critères de l'ATP III, portant le niveau diagnostic de la glycémie de 110 à **100 mg/dl**[60] [61].

Chez des sujets présentant un syndrome métabolique, le risque de mortalité cardiovasculaire est doublé et le risque de développer un diabète est multiplié par quatre.

Au contraire, la consommation d'**acides gras oméga 3**, particulièrement présents dans les poissons bleus (riches en DHA et EPA) et les herbes sauvages (riches en acide alpha-linolénique), de même que la consommation de composés phytochimiques spécifiques présents dans les végétaux, jouent une fonction anti-inflammatoire et antithrombique.

Le modèle alimentaire précédemment décrit s'aligne sur les résultats de différentes études épidémiologiques, qui ont clairement démontré que les individus qui suivent un **régime majoritairement végétarien** avec des aliments complets et non raffinés, ont un risque plus faible de développer des pathologies cardiovasculaires que les individus qui adoptent un régime occidental, riche en farine et céréales raffinées, en protéines animales, en gras saturés, en gras trans et en sel.

Il est encore plus évident que ledit régime évoque le **régime méditerranéen traditionnel** antérieure à la révolution de l'industrie alimentaire, un régime majoritairement basé sur des aliments végétaux, qui prévoit la consommation quotidienne de céréales à indice glycémique bas (pain complet et pâtes issues de semoule de blé dur), de légumes, même sauvages, de fruits frais et secs (noix, amandes, pistaches, pignons, graines de lin, de sésame, de tournesol, de citrouille), huile d'olive extra vierge et comme source protéique on trouve les légumes, le poisson, des produits laitiers, et une consommation modérée de vin et, occasionnellement, de viande.

---

60 http://www.giornaledicardiologia.it/r.php?v=661&a=7716&l=10695&f=allegati/00661_2010_11/fulltext/S1-11_2010_08_29-32.pdf consulté le 15/10/2015

61 La sindrome metabolica: impatto sul rischio cardiovascolare, Fiocca et al., G Ital Cardiol 2010; 11 (11 Suppl 1): 29S-32S

Le régime méditerranéen traditionnel pris dans l'ensemble de ses potentiels, dont la convivialité, la biodiversité, la saisonnalité, a été reconnu **patrimoine culturel de l'humanité par l'UNESCO**.

Ce régime s'est montré efficace pour la **perte de poids**, pour la réduction de la **glycémie** et de la **résistance à l'insuline**, de la **dyslipidémie**, de l'**hypertension**, du **diabète de type 2**, du syndrome métabolique et de l'inflammation. En effet, les essais cliniques réalisés sur des sujets à haute risque cardiovasculaire et ayant analysé les effets du régime méditerranéen, ont démontré une réduction de l'incidence des pathologies cardiovasculaires. Une étude clinique réalisée sur des patients ayant été victimes d'un infarctus du myocarde a également constaté le rôle éventuel de la prévention secondaire du régime méditerranéen. En définitive, adopter un régime méditerranéen se traduit avant tout par une alimentation d'origine végétale et, donc, par l'augmentation non seulement de la part en fibres, mais également des substances antioxydantes, anti-inflammatoires et immunorégulatrices. Le régime méditerranéen ne prévoit évidemment pas une diminution de la consommation des matières grasses totales, dont le pourcentage peut fournir de 25 à 35 % des calories totales du régime, mais il prévoit une **réduction des acides gras saturés** (que l'on retrouve notamment dans la **viande**, les **saucissons** et les **produits laitiers**).

En parallèle, il permet d'**augmenter** la consommation d'aliments riches en **acides gras monoinsaturés** et **polyinsaturés**. Les acides gras monoinsaturés (ou acides gras monoénoïques, indiqué par l'acronyme AGMI) sont des acides gras caractérisés par une seule liaison double entre toutes celles présentes entre les différents atomes de carbone, et ils diffèrent ainsi des acides gras saturés (qui ne possèdent que des liaisons simples) et des acides polyinsaturés (qui ont de nombreuses liaisons doubles)[62].

---

62 https://it.wikipedia.org/wiki/Acidi_grassi_monoinsaturi consulté le 17 octobre 2015

Les acides gras polyinsaturés peuvent prendre la forme <u>cis ou trans</u> selon la géométrie structurelle de la molécule.

D'importantes familles de gras appartiennent à cette série, comme les **oméga-3**, les <u>oméga-6</u> et les <u>oméga-9</u>.

L'augmentation des acides gras monoinsaturés et polyinsaturés se traduit par une **baisse** de la concentration sanguine du **cholestérol LDL** et apparaît comme une stratégie efficace pour la réduction du risque cardiovasculaire.

Dans le domaine de la <u>nutrition</u>, les **acides gras monoinsaturés** se trouvent majoritairement dans l'<u>huile d'olive</u> et l'huile d'arachide ainsi que dans toutes les autres <u>huiles</u> végétales de semences à des taux plus faibles.

Les **acides gras polyinsaturés** se trouvent en grande quantité dans l'huile de poisson, dans les huiles de graines à des taux différents pour les oméga-3 (qui prévalent dans l'huile de lin et de sésame) et les oméga-6 (qui prévalent dans l'huile de tournesol, de maïs et de soja, dans laquelle on trouve cependant un grand pourcentage de n-3), dans les oléagineux et dans certaines herbes sauvages.

Déjà considérée à l'époque de la Grèce antique comme un élixir de jeunesse et de santé, l'**huile d'olive**, selon de très bons résultats épidémiologiques réalisées récemment dans le cadre d'essais cliniques (PREDIMED) et d'études de cohorte (EPIC), a été démontrée comme étant un bon moyen de prévention contre plusieurs facteurs de risque des maladies cardiovasculaires, comme le diabète, le syndrome métabolique et l'obésité ; il a été démontré qu'il s'agit d'un moteur pour l'augmentation de la longévité, et non seulement en fonction de son rôle établi de cardioprotecteur, qui s'explique par une amélioration du profil lipidique, de la fonction endothéliale, de l'inflammation et de la thrombose, mettant également en évidence un effet pour la prévention secondaire des d'infarctus du myocarde. Ces avantages potentiels sont expliqués par plusieurs études expérimentales, qui démontrent que des composants spécifiques de l'huile d'olive ont un effet antihypertenseur, antithrombique, antioxydant, anti-inflammatoire et, comme le suggèrent des données récentes, anti-carcinogène. Traditionnellement, les effets positifs de l'huile d'olive sur la santé sont attribués à sa teneur élevée en acides gras monoinsaturés, dont le principal, avec un taux allant de 55 à 83 % du contenu total d'acides gras, est l'acide oléique. Il s'agit d'un acide gras capable d'influencer l'expression de certains gènes, dont l'augmentation de la concentration sanguine est associée à une réduction de l'incidence du syndrome métabolique. En effet, les acides gras monoinsaturés améliorent le métabolisme du glucose, augmentent l'oxydation post-prandiale des gras ainsi que la thermogenèse induite par le régime, ce qui défavorise la prise de poids. Mais, en plus de l'acide oléique, l'huile d'olive contient un mélange de nombreux autres composants bioactifs (tocophérols, squalènes, stérols, terpènes, pigments), dont des composés hydrophiles appelés polyphénols, importants au niveau de la prévention car ils permettent de réduire l'inflammation, l'agrégation plaquettaire, le stress oxydatif de la cellule (et ainsi l'éventuel préjudice des ROS sur l'ADN), et remplissent une fonction pro-apoptotique. Naturellement, les composés phénoliques sont présents de manière prédominantes dans les huiles d'olive vierge et extra vierge, obtenues par une pression mécanique des huiles et extraites à froid, tandis que les procédés de raffinage réduisent leur contenu.

En toute logique, pour la consommation de **fruits secs**, plusieurs études épidémiologiques ont démontré qu'une consommation régulière réduisait le risque cardiovasculaire (dans le cadre de l'étude PREDIMED, on a remarqué, pour les sujets affectés au groupe d'intervention du régime méditerranéen enrichi en fruits sec, une diminution de 55 % de la mortalité cardiovasculaire et une réduction de la prévalence du syndrome métabolique ou sa régression), ainsi que la mortalité générale.

Des essais cliniques ont démontré que la consommation de fruits secs protège contre le risque cardiovasculaire grâce à **différents mécanismes** : en régulant les processus inflammatoires, le stress oxydatif, la fonction endothéliale, et en améliorant les multiples facteurs de risque cardiovasculaire, c'est à dire en réduisant significativement le cholestérol LDL et en diminuant la tension artérielle. Les fruits secs sont des aliments « denses » du point de vue énergétique, riches en graisses, mais leur inclusion dans un modèle diététique correct ne met pourtant pas en évidence de manière significative la prise de poids. On observe au contraire une relation inverse entre la consommation de fruits secs, l'IMC et l'adiposité abdominale. Cela pourrait être dû à l'effet thermogénique plus important induit par la haute teneur en acides gras mono et polyinsaturés, par une accessibilité moindre aux enzymes intestinaux des graisses contenues dans les fruits secs, par un meilleur effet rassasiant comparé à un autre encas équivalent, riche en glucides ou en gras saturés. Les fruits secs sont riches en acides gras monoinsaturés et polyinsaturés (on retrouve notamment parmi eux l'acide alpha-linolénique majoritairement présent dans les noix, précurseur des acides gras n-3, appelés EPA et DHA), riches en fibres insolubles, en protéines, en minéraux comme le magnésium et le potassium, en phytostérols, en tocophérols et en polyphénols.

Dans le cas d'un repas riche en glucides, la consommation simultanée de fruits secs réduit le pic de glucose post-prandial, ce qui offre également un avantage pour **le diabète également**.

Par opposition aux nutriments qui assurent une fonction protectrice, il existe des nutriments spécifiques qui jouent eux **un rôle dans la pathogenèse** des pathologies chroniques dégénératives, notamment des maladies cardiovasculaires.

Sur ce point, de récentes études ont reporté une augmentation de 24 % du risque cardiovasculaire pour chaque augmentation de 2 % de la consommation **d'acides gras trans** (en abondance dans la **margarine**, mais également présents dans certains plats préparés, dans les sauces ou **pâtisseries** et, bien qu'en faibles quantités, dans la viande des ruminants, dans le lait et ses dérivés. Ce résultat peut être expliqué par le degré élevé d'hétérogénéité, même pour une faible consommation. Les acides gras trans favorisent la dyslipidémie, en augmentant les taux de cholestérol LDL et en diminuant ceux du cholestérol HDL. Le pourcentage de macronutriments se montre sans aucun doute important pour la prévention.

À ce sujet, l'étude européenne EPIC a démontré qu'un **excès de protéines** (18-20 %) est associé à une prise de poids et à l'obésité.

De récentes études ont également révélé l'importance de la distribution des calories au cours de la journée, c'est à dire la fréquence des plats, ainsi que la potentialité du jeûne, tous les facteurs pouvant avoir un effet bénéfique. Le **jeûne intermittent de 24 heures**, sur le modèle animal, réduit l'inflammation et le stress oxydatif, protégeant ainsi contre l'obésité, le diabète et l'hypertension. Une étude clinique sur des femmes obèses ou en surpoids, en préménopause, a montré, à la suite d'un jeûne de deux jours non consécutifs de la semaine, une perte de poids, de masse graisseuse, du tour de taille, du cholestérol LDL, des triglycérides, du PCR et de la tension artérielle. Des études cliniques réalisées sur des personnes non obèses ont également démontré une amélioration des facteurs de risque cardiovasculaire.

La prévention du cancer à l'aide d'un régime

Le 14 octobre 2014, le Centre international de recherche sur le cancer (CIRC) a publié la dernière révision du Code européen contre le cancer (ECAC, European Code Against Cancer), c'est à dire une série de recommandations à adopter afin de réduire significativement le risque de cancer. L'équipe de travail a réuni 150 chercheurs, épidémiologistes et biologistes, responsables de la collecte et de la révision des données scientifiques jugées convaincantes. Ces données, également obtenues à partir d'études prospectives importantes, aussi bien européennes qu'américaines, ont étudié les relations entre certains régimes et le cancer, en recrutant des centaines de milliers de sujets volontaires, sains. Les participants, qui ont tous été soumis à des examens sanguins et à des questionnaires alimentaires, ont permis de confirmer que, en suivant les recommandations nutritionnelles du Code européen contre le cancer, **il est possible de pré-**

venir un tiers des tumeurs malignes et de réduire ainsi la mortalité due au cancer **et aux maladies cardiovasculaires.**

Les **recommandations nutritionnelles** de l'ECAC[63] indiquent :

- Consommez en abondance ses **céréales complètes**, des **légumes** et des **fruits**
- **Limitez** les aliments à densité calorique élevée **(riches en sucres et en graisses)**
- **Limitez** les **viandes rouges**
- **Évitez** les **viandes conservées**
- **Évitez** les **boissons sucrées**
- **Limitez** les aliments riches en **sel**

Il semble évident, lors d'une première analyse, qu'un régime basé sur les recommandations de l'ECAC ne comporte pas une grande part d'**acides gras saturés.**

Cela suppose en effet une consommation limitée de **viandes rouges** (une quantité non supérieure à 300 g par semaine s'est montrée sensiblement protectrice contre le cancer du colon rectal) de même que de **viandes conservées** (dont le travail prévoit l'ajout de nitrites/nitrates, qui peuvent générer les nitrosamines cancérigènes, ainsi que d'arômes de fumée, ou d'ajout de sel qui peut contribuer au développement du cancer de l'estomac) pour lesquels les résultats montrent une augmentation du risque de cancer de l'estomac et du colon rectal. Déjà en 2002, l'OMS avait conseillé de limiter la consommation de viandes rouges.

Parmi les **viandes conservées** on retrouve les saucissons, les saucisses, les viandes en boîte ou fumées, comme les plats préparés ou les sauces à base de viande. L'OMS a, grâce au CIRC, officialisé la preuve scientifique apparue dans le cadre de l'association entre la consommation de viande rouge, de viande conservée et le développement de cancers. En effet, le CIRC, dont le rôle est également de classifier les différents agents po-

---

63 www.dietandcancerreport.org consulté le 17 octobre 2015

tentiellement cancérigènes[64] selon les preuves scientifiques, a intégré dans le **Groupe 1** la viande conservée, ainsi classée comme agent **cancérigène** pour l'homme.

Cela signifie que de solides preuves scientifiques ont clairement démontré la capacité de cet aliment à augmenter le risque de cancer du **côlon rectal**, chez des sujets exposés à une certaine consommation, pour une période donnée. Le risque augmente proportionnellement à la quantité consommée.

En particulier, l'analyse des données de 10 études estime que la **consommation quotidienne d'une portion de 50 g de viande conservée** augmente le risque de cancer du côlon rectal à hauteur de **18 %**.

En ce qui concerne la viande rouge, la classification dans le groupe 2A est issue de l'observation d'un lien entre leur consommation et le cancer colorectal (avec quelques liens avec le cancer du pancréas et de la prostate), mais les preuves scientifiques sont encore aujourd'hui limitées. La classification du CIRC, en validant la recommandation de **limiter la consommation de viande rouge** et de **consommer occasionnellement de la viande conservée** (d'autant plus que dans les pays les plus faibles économiquement, l'habitude de consommer de la viande est en augmentation) offre l'opportunité d'identifier de possibles lignes directrices relatives à la consommation de ces aliments, qui permettent d'optimiser les bénéfices et de réduire au minimum les risques. Cela reste lié au besoin d'un traitement approprié des denrées alimentaires (la cuisson de la viande à température élevée provoque par exemple la formation d'hydrocarbures polycycliques aromatiques cancérigènes), mais également lié à l'adoption d'un modèle diététique qui permet à quiconque de consommer des antioxydants capables de protéger des risques, comme l'indique l'ECAC.

Le régime conseillé par l'ECAC apporte une quantité modeste de **sucres** (l'OMS recommande que la consommation quoti-

---

64 http://monographs.iarc.fr/ENG/Classification/index.php consulté le 31 octobre 2015

dienne de sucre ne dépasse pas 5 % de l'apport calorique total) mettant principalement l'accent sur la limitation, non seulement des aliments très caloriques, mais de la consommation de boissons sucrées (jus de fruits, boissons gazeuses, apéritifs, yaourts liquides, alcools) qui sont parmi les principales causes d'obésités. De récentes études ont en effet indiqué que les boissons sucrées entraînent moins de satiété par rapport à une quantité à valeur énergétique égale de glucides à l'état solide. De plus, le fructose généralement présent dans ces boissons (ainsi que les sirops souvent utilisés par l'industrie alimentaire) augmente la résistance à l'insuline, la synthèse de gras au niveau du foie, entraînant une augmentation des triglycérides au niveau sanguin ainsi que de l'acide urique. Ce dernier est non seulement responsable de la goutte, mais est également capable de gérer la vasoconstriction et donc l'augmentation de la pression sanguine.

Le modèle diététique recommandé se montre riche en aliments **végétaux**, grâce à l'apport quotidien de céréales complètes, de légumes et de fruits. Un modèle alimentaire ainsi conçu, qui respecte les variétés de chaque saison[65] et qui préserve le plus possible le contenu en composés phytochimiques, dont les végétaux cultivés de manière naturelle, sans pesticides synthétiques, sont particulièrement riches, n'aide pas seulement à maintenir un poids favorable, mais aide surtout, grâce à des traitements et à des cuissons adaptées, à mettre dans l'assiette un véritable cocktail antitumoral. Cela grâce à l'apport quotidien de vitamines et de minéraux antioxydants, et grâce à la contribution des polyphénols.

Parmi les composés phytochimiques, les **polyphénols** ont une fonction détoxifiante, antiproliférative, anti-inflammatoire, antiangiogénique, et sont capables d'agir à des fins de protection, au niveau de l'expression génétique. Les polyphénols agissent spécifiquement, en intervenant chacun à des étapes différentes du développement du cancer. En conséquence, seule

---

65 http://www.istitutotumori.mi.it/upload_files/Spunti_per_una_varieta_di_
   cereali_e_legumi_D5.pdf

une consommation variée des aliments qui les contiennent ainsi qu'une intégration des différentes traditions culinaires, aussi bien européennes qu'orientales, peuvent contribuer à renforcer les possibilités d'interruption de la tumeur, grâce à l'action de ces substances.

En particulier, l'adoption de la première recommandation permet certainement un bon apport en fibres qui, en premier lieu, augmentent la motilité intestinale en accélérant le transit et en diminuant ainsi le temps de contact d'éventuelles substances cancérigènes avec la muqueuse. De plus, les **fibres végétales**, suite à la fermentation bactériennes, proviennent des acides gras à chaîne courte, capables de bloquer la prolifération cellulaire. Les études démontrent notamment que la consommation de légumes est inversement proportionnelle au risque de cancer du poumon, pour lequel, pour une consommation égale, la variabilité permet de maintenir une protection plus importante et se montre également protectrice contre le cancer de l'intestin (pour lequel la fibre des céréales se montre particulièrement protectrice) et du sein. Les études prospectives confirment une protection grâce à la consommation de fruits pour les cancers de l'œsophage et de l'estomac, et des voies respiratoires supérieures. La recommandation prévoit la consommation quotidienne d'au moins 600 g de fruits et légumes qui, associée à des céréales complètes (aliments à indice glycémique faible), contribue à diminuer l'ampleur et la vitesse de l'absorption intestinale du glucose, qui se traduit en une réduction de la glycémie post-prandiale.

Il s'agit d'un résultat important, puisque différentes études mettent désormais en évidence une relation entre les taux les plus élevés de glycémie (bien que se situant dans la normale) et un risque majeur de développer plusieurs formes de tumeurs (y compris le cancer du sein, du pancréas, ou cancer colorectal) ainsi qu'un rôle de prévision de la glycémie et de l'insulinémie, en particulier pour les tumeurs du sein et du colon. Une glycémie située dans les niveaux normaux les plus bas peut contribuer à affamer les cellules tumorales, avides de glucose mais, surtout, aide à maintenir l'**insuline** à un niveau bas. L'insuline est une hormone capable d'influencer directement et indirectement la cancérogenèse. L'insuline, en effet, encourage l'augmentation des récepteurs de l'hormone de croissance, stimule la synthèse des facteurs de croissance ressemblant à l'insuline (IGF-I), essentiels pour le développement tumoral, moteur de la progression du cycle cellulaire, de l'angiogenèse et du processus métastatique.

De plus, l'insuline régule la production de facteurs de croissance vasculaire et d'hormones du tissu adipeux. Ainsi, dans le cadre de la prévention oncologique, il peut être utile d'**inhiber l'augmentation des IGF-I**, en augmentant la consommation d'aliments à indice glycémique faible, en limitant les aliments à indice insulinique élevé, et en modérant l'apport protéique (et notamment l'apport d'acides aminés), qui est lié directement à la synthèse de l'IGF-I.

En conclusion, tenant compte des résultats des études les plus convaincantes ayant étudié la relation entre le régime et le risque de pathologies chroniques dégénératives, l'adoption d'un **régime alimentaire adapté** émerge parmi les conditions fondamentales pour atteindre l'admirable objectif de « zéro » maladie, grâce à la prévention nutritionnelle activée par l'introduction d'aliments protecteurs, et en évitant ou en limitant la consommation d'aliments qui favorisent le développement de maladies[66].

---

66 Linee guida OMS- Strategia globale su dieta, attività fisica e salute in www.sanostiledivita.it//drive/File/strategy_english_OMS.pdf consulté le 1er novembre 2015

5.7 Risques cardiovasculaires et risques de cancer
Francesca Mirabelli

Les maladies cardiovasculaires et les cancers représentent, en Italie, respectivement la **première et la deuxième cause de mortalité et d'invalidité**.

L'Organisation mondiale de la santé affirme que la **cardiopathie ischémique** est actuellement la principale cause de décès au monde. Elle est en augmentation et est devenue une véritable épidémie qui ne connaît pas de limite.

Les maladies cardiovasculaires touchent aussi bien les hommes que les femmes, et on estime qu'au sein de la **population européenne de moins de 75 ans**, les maladies cardiovasculaires sont responsables de 45 % des décès chez les individus de sexe masculin, et de 38 % parmi les individus de sexe féminin.

Les maladies cardiovasculaires et les maladies oncologiques sont notoirement liées à des **facteurs de risque** sur lesquels il est en théorie possible d'agir afin de réduire l'incidence de la pathologie : celles-ci sont intimement liées au **mode de vie**, à la consommation de **tabac**, aux **mauvaises habitudes alimentaires,** à la **sédentarité** et au **stress** psychosocial.

L'Organisation mondiale de la santé a déclaré que plus des **trois quarts** des cas de mortalité cardiovasculaire mondiale peuvent être prévenus par l'application de changements de **mode de vie**.

La **prévention cardiovasculaire** représente donc un des défis principaux pour l'ensemble des populations, pour les professionnels de la santé ainsi que pour les gestionnaires de santé publique, et consiste en une série d'actions coordonnées au niveau individuel, public et social, destinées à réduire au minimum l'impact des maladies cardiovasculaires et des handicaps relatifs.

Les interventions préventives doivent se poursuivre tout au long de la vie, de la **naissance** (et même avant !) jusqu'au grand âge. Comme indiqué par les lignes directrices européennes pour la prévention des maladies cardiovasculaires[67] et comme souligné par la « Charte européenne pour la santé du cœur »[68] ratifiée au Parlement européen en juin 2007.

Pour parvenir à la santé cardiovasculaire, les éléments nécessaires sont les suivants :

- Ne pas **fumer**

- Éviter l'abus d'**alcool**

- Éviter la **sédentarité**, être physiquement actif, pratiquer une activité sportive adaptée : au moins 30 minutes d'activité aérobique modérée 5 fois par semaine (marche rapide, course à pied, natation, vélo...)

- Suivre une **alimentation** correcte, à faible teneur en sel et en graisses animales, riche en fruits et légumes

- Éviter le **surpoids**

- Maintenir la **tension artérielle** en-dessous de 140/90 mmHg

- Maintenir les taux de **cholestérol total** en-dessous de 190 mg/dl (pour la population générale)

- Maintenir un **métabolisme glucidique** normal

- Éviter le **stress** excessif.

Théoriquement, la prévention débute lors de la grossesse et se poursuit jusqu'à la mort. Dans la pratique quotidienne, les interventions de prévention sont habituellement adressées aux hommes et aux femmes d'âge moyen ou avancé, alors qu'elles sont limitées pour les jeunes ou les personnes très âgées. Il est fondamental de suivre un mode de vie sain au cours des premières décennies de la vie : De plus en plus de preuves scientifiques ont démontré que l'augmentation du

---

67 European Guidelines on CVD Prevention in Clinical Practice. Eur H Journal 2012

68 European Heart Network. European Cardiovascular Disease Statistics. 2008 edition

risque cardiovasculaire peut débuter à un âge jeune, voire très jeune. Le peu d'attention consacré à l'égard de la prévention des maladies cardiovasculaires chez les personnes âgées s'est également montré être injustifié. Plusieurs études ont démontré que les mesures préventives (par exemple la réduction de la pression artérielle ou l'arrêt du tabac) sont utiles jusqu'à un âge avancé.

La réduction du risque cardiovasculaire est une stratégie gagnante en matière de santé publique et d'optimisation des ressources : elle peut permettre d'économiser les coûts résultant du nombre d'**événements cardiovasculaires évités**, de la réduction des dépenses pharmaceutiques et des prestations sanitaires nécessaires pour le traitement et le suivi du sujet malade ; elle peut permettre d'économiser les sommes liées à la perte mineure de productivité pour les personnes malades étant en âge de travailler ; elle peut permettre d'exercer une action préventive pour d'autres conditions pathologiques ayant une **étiologie similaire**, comme les **tumeurs**, les **maladies pulmonaires**, le **diabète de type 2** ; elle peut améliorer la qualité et la durée de vie des personnes[69].

---

69 National Institute for Health and Clinical Excellence. Prevention of Cardiovascular Disease: Costing Report. 2010. Nice Public Health Guidance 25

5.8 Le risque psychiatrique
Angela Meggiolaro

On distingue:

- les facteurs concomitants : l'âge, le sexe, la classe sociale, l'immigration et l'urbanisation

- les facteurs prédisposants : les complications prénatales ou périnatales, les infections virales, la génétique

- les facteurs précipitants : les événements stressants, les conditions liées au développement, la consommation de stupéfiants.

Dans le cadre de la **surveillance du stress lié au travail**, la manière dont le travail est conçu, organisé et géré, est liée à des risques qui peuvent augmenter le niveau de stress et qui peuvent causer des effets importants sur la santé mentale et physique des travailleurs[70]. Il est en effet possible de prévenir et de gérer les risques psychosociaux liés au stress au travail.

L'Union européenne porte en effet une attention particulière à cette problématique, en l'insérant parmi les objectifs à atteindre grâce à a la stratégie « Europe **2020** », afin de garantir la santé et le bien-être des travailleurs durant toute leur vie professionnelle.

Sur le sujet, l'Eurofound (Fondation européenne pour l'amélioration des conditions de vie et de travail) a publié le rapport « Les risques psychosociaux en Europe : prévalence et stratégies en matière de prévention » qui, à partir du croisement des données d'Eurofound et de l'OSHA (**Agence européenne pour la sécurité et la santé au travail**), analyse l'exposition au risque psychosocial pour les travailleurs et, puisque implique leur santé, inclut des informations sur l'implication des cadres dans la préven-

---

70 cfr. M. Giovannone, I rischi psicosociali: un focus sullo stress lavoro – correlato, Litterature Review, Literature Review, in Bollettino ADAPT, n. 15/2010

tion des risques psychosociaux dans les entreprises, de même que des informations sur les types d'entreprises ayant mis en place des mesures pour prévenir ces risques[71].

Parmi les pathologies psychiatriques, la **schizophrénie** présente des facteurs de risque basés sur des preuves scientifiques.

---

71 http://www.bollettinoadapt.it/la-prevenzione-dei-rischi-psicosociali-europa/ consultato 2 settembre 2015

5.9 Le risque génétique
Angela Meggiolaro

Après l'accomplissement de la **cartographie** de l'intégralité du **génome** humain en **2001** dans le cadre du projet génome humain, l'analyse du génome a atteint un rôle spécifique déterminant pour le progrès de la médecine et des soins de santé : la génomique et la génétique moléculaire se sont développées rapidement[72] et, par conséquent, nous avons assisté au cours des dix dernières années à une croissance incontrôlée de la disponibilité de tests génétiques pour des pathologies non seulement monogéniques, mais également complexes[73].

Les centres épidémiologiques (Centers for Diseases Control, CDC) d'Atlanta indiquent que les modifications génomiques sont des causes concomitantes de neuf des dix principales causes de mortalité aux États-Unis, en particulier les **tumeurs** et les **maladies cardiovasculaires**. Ces pathologies résultent de l'interaction entre des facteurs de risque génétiques, environnementaux et comportementaux, qui comprennent l'alimentation et l'activité physique. De plus, une part importante des hospitalisations pédiatriques est liée à des pathologies conditionnées par la sensibilité génétique (par, ex. des anomalies congénitales, des maladies allergiques). On estime que le risque de développer une maladie déterminée au moins en partie par la génétique est d'environ 5 % avant 25 ans, et monte à 65 % ou plus tout au long de la vie. Donc, bien qu'il ait été établi que les risques environnementaux prévalent sur les risques génétiques, il

---

72 La Genomica in Sanità Pubblica sintesi delle evidenze e delle conoscenze disponibili sull'utilizzo della genomica ai fini della prevenzione. IJPH - 2012, Volume 9, Number 1, Suppl. 1

73 van El CG, Cornel MC, Genetic testing and common disorders in a public health framework. Recommendations of the European Society of Human Genetics. European Journal of Human Genetics 2011; 19: 377–381

est aujourd'hui certain que le risque de maladie découle de leur interaction.

Il est de plus en plus fréquent aux États-Unis de demander des **tests génétiques en ligne**, disponibles directement pour le consommateur sans prescription médicale, sans passer par une évaluation attentive de la validité clinique et de l'utilité par des professionnels experts. La validité analytique d'un test (en admettant que cela ait été évalué avec la diligence nécessaire) n'est pas suffisante pour en établir son utilité réelle. Ainsi, il faudrait réfléchir attentivement à la commercialisation prématurée de ces tests, en prenant également en compte les éventuelles conséquences négatives.

Après l'étude des maladies monogéniques et chromosomiques dans la seconde moitié du XXe siècle, l'attention a ensuite été de plus en plus portée, au cours des vingt dernières années de recherche dans le domaine de la génétique et de la génomique, sur les maladies communes complexes. Les maladies complexes désignent toutes les maladies ayant une cause variable, qui comprend une étiologie **multifactorielle** comme sous-ensemble monogénique. Lorsqu'on parle de gène de sensibilité, on fait référence à des variations génétiques à valeur prévisionnelle faible[74].

Aujourd'hui, les tests génétiques utilisés concernent majoritairement les maladies héréditaires rares, le plus souvent mendéliennes, même s'il existe quelques exceptions importantes en lien avec les pathologies multifactorielles. Contrairement aux gènes à valeur prévisionnelle élevée, comme ceux de sensibilité au cancer du sein (**BRCA1** et **BRCA2**) et au cancer colorectal, il est difficile d'introduire dans la pratique clinique les découvertes relatives aux tests qui analysent les variantes génétiques à valeur prédictive faible.

---

74 Recommendations of the European Society of Human Genetics Carla G van El[1] and Martina C Cornel[1] on behalf of the ESHG Public and Professional Policy Committee

Le critère principal pour l'évaluation réelle de l'utilité de l'application d'un test génétique (pour un gène ou un groupe de gènes) de sensibilité aux pathologies complexes est représenté par sa **capacité prévisionnelle** au niveau de la population. De plus, pour être efficace, une intervention doit être disponible à grande échelle. Il est important de souligner la manière dont les polymorphismes qui confèrent une sensibilité sont distribués inégalement entre les populations, leur valeur prévisionnelle doit donc être mesurée dans les différentes ethnies avant de pouvoir utiliser ces informations dans un but diagnostic.

Ces dernières années, les études sur le rapport entre les modes de vie, les facteurs environnementaux et les génotypes individuel ont porté au développement d'une série de **tests génétiques** dont la fiabilité et la pertinence doivent encore être évaluées. La Human Genetics Commission (Commission de génétique humaine) a ajouté en 2009 les typologies de test suivantes :

- Des tests sur les comportements et les modes de vie, destinés à recueillir des informations sur les dispositions comportementales, les capacités (physiques et cognitives), la réponse à certaines conditions environnementales d'une personne, pour l'aider à modifier les prestations grâce à des changements de comportement volontaires ;
- Des tests nutrigénétiques, destinés à recueillir des informations sur le métabolisme individuel en référence aux aliments ;
- Des tests phénotypiques, destinés à recueillir des informations sur la manière dont le phénotype d'un individu est conditionné par le génotype (par ex. un test qui indique les bases génétiques de la couleur des yeux d'une personne).

L'hypothèse de l'existence d'une composante génétique dans les maladies a été posée suite à l'observation récurrente de cas de maladie au sein de certaines familles par rapport à la population globale, ainsi qu'à la concordance de caractère entre des

jumeaux génétiquement identiques en comparaison à jumeaux non identiques ou à des frères et sœurs.

La détermination d'un caractère est le résultat de l'action d'une prolifération de gênes, chacun ayant une fonction différente et spécifique. L'identification d'une contribution fonctionnelle au développement de la maladie est évidemment **difficile**[75].

L'identification des gènes impliqués dans les **mutations de maladies complexes** peut permettre des interventions de prévention grâce à la détermination des facteurs génétiques de risque individuels.

Tableau I. Exemples de mutations de maladies complexes
Extrait de : Bostein et Risch, Nature Genetics Suppl 2003; 33:228

MALADIES	GÊNE/MUTATION	RR
Alzheimer	APOE e4	4-15
Thromboses	Fattore V Leiden	5-10
DNID	PPAR$_\gamma$ P12A	1,25
DID	INS VNTR prom	1,5-2,5
Crohn	NOD2 G908R	6
Cancer sein	BRCA2 N372H	1,3
Cancer colon	APC I130K	2
Anomalies tube neural	MTHFR C677T	2

Les **risques relatifs** reportés sont faibles et varient de 1,25 à 10 dans certains cas. Les données des risques génétiques de développement d'une maladie multifactorielle peuvent constituer la base du développement d'un test de sensibilité génétique.

La fréquence des maladies faisant l'objet des **tests génétiques prévisionnels** dans les sociétés les plus développées d'un point de vue économique, de même que la grande variabilité in-

---

75 Malattie genétiche multifattoriali P.F. Pignatti Sezione di Biologia e Genetica, Dipartimento Materno-Infantile e di Biologia-Genetica, Università degli Studi, Verona

dividuelle dans la réponse aux médicaments placent aujourd'hui ces tests au cœur de l'intérêt de la recherche et du développement, comme l'indique le dernier recensement italien des tests génétiques réalisés par la société italienne de génétique humaine[76]. Parmi les tests génétiques les plus réalisé en 2000 en Italie, on retrouve le HLA et la fibrose cystique.

L'analyse génotypique individuelle qui permet de déterminer la **prédisposition héréditaire aux maladies** complexes ou à la réponse anormale aux médicaments devra être confiée à la libre décision individuelle après une information appropriée, être supervisée par l'indispensable compétence d'interprétation et de communication, et respecter la confidentialité des informations.

Dans le domaine récent de la médecine génomique, l'approfondissement de la connaissance des **liens entre les anomalies génétiques et les facteurs déclencheurs de nature environnementale** convint peu à peu les scientifiques que, même si les maladies peuvent être classées dans de larges catégories, une pathologie présente des traits exclusifs chez chaque individu, tout en se laissant diagnostiquer comme l'expression d'une maladie définie de façon générale. La médecine génétique explore une **nouvelle approche personnalisée** de la maladie, pour laquelle le problème de chaque patient est traité comme une pathologie « orpheline ».

Grâce à la **baisse des coûts du séquençage de l'ADN**, on arrive à un archivage de **mégadonnées** (big data) que les individus pourront exploiter dans le futur pour contacter des sujets ayant un **profil génétique** similaire lorsque ces archives se seront remplies et qu'il sera possible de soumettre l'ensemble des séquences ADN de l'humain à des tests. Des millions de personnes pourront chercher, au sein de réseaux sanitaires destinés au patient, des sujets qui ont des éléments génétiques en commun avec les leurs, en les comparant à leurs maladies et en participant à la recherche de solutions thérapeutiques.

---

76 http://sigu.univr.it consultato consulté le 2 septembre 2015

Ces communaux de santé, orientés vers les patients, seront également capables de produire une croissance latérale suffisante pour attirer l'attention de l'opinion publique sur les maladies dont ils s'occupent ainsi que pour renforcer la pression sur les gouvernements, la communauté universitaire et les entreprises privées afin que ces acteurs renforcent la recherche des différentes pathologies, ainsi que pour financer des recherches, des études cliniques et des solutions thérapeutiques.

Les individus avec des **rapprochements biologiques** rattachés à la base ADN pourront aussi utiliser les mégadonnées pour croiser les données sur des modes de vie réciproques (habitudes alimentaires, tabac, boissons, exercice physique, environnement de travail) et identifier de cette manière des liens entre certaines prédispositions génétiques et différents facteurs déclenchants de caractère environnemental, car ces rapprochements de typologies humaines similaires comporteront également une chronologie des différentes existences (de la vie prénatale à la sénilité, jusqu'à la mort). Il sera certainement possible d'établir des algorithmes capables de signaler les risques potentiels de maladie au cours des différentes phases de la vie, puis de suggérer des thérapies efficaces.

Je crois que vers la moitié du XXIe siècle, si ce n'est avant, chaque individu pourra accéder au moteur de recherche d'un communal de santé mondial, y enregistrer sa **configuration génétique**, y identifier un groupe de sujets avec des génomes similaires au sien, recevoir un récapitulatif détaillé sur les perturbations qui pourraient menacer leur santé au cours de leur vie, et avoir des informations personnalisées sur les traitements médicaux pour se soigner et pour rester en bonne santé, **tout cela à un coût marginal proche de zéro.**[7]

5.10 Risque dentaire et zéro carie
Eloisa Fioravanti

Le concept de « **santé** », défini par l'OMS comme un « état de complet bien-être physique, mental et social, ne consiste pas seulement en l'absence de maladie ou d'infirmité » concerne depuis plus de 50 ans toutes les branches de spécialisation des sciences médicales et contribue au développement de nouvelles recherches et d'études de traitement et de prévention des pathologies.

De plus, depuis 1984 un processus de valorisation de la promotion de la santé a été engagé et « confère aux personnes la capacité d'augmenter et d'améliorer le contrôle de leur santé » : l'individu devient ainsi partie prenante et intégrante d'un vaste processus, partagé et communautaire, qui au niveau horizontal inclut le médecin, le malade, la collectivité et le système national, dans un cercle vertueux basé sur le partage de responsabilités, dans l'optique de détruire la pathologie.

En 2007, l'assemblée mondiale de l'OMS a introduit la **santé orale** parmi les éléments principaux pour la réalisation de la santé mondiale, et a défini les secteurs prioritaires d'action pour son amélioration : utilisation efficace du **fluor**, contrôle de l'alimentation et de la nutrition, contrôle des habitudes d'**hygiène orale**, consommation de **tabac**, contrôle de la santé orale en pédiatrie et prévention des pathologies orales. Le développement des sciences dentaires représente un exemple parfait de la manière dont une campagne de prévention attentive est parvenue à diminuer la maladie carieuse en trente ans, avec des bénéfices consécutifs en matière de santé mondiale et d'économie.

Vers le début des années 60, certaines études épidémiologiques ont identifié la **carie** comme étant la pathologie chronique la plus fréquente au monde, touchant plus de **90 % des individus adultes**, avec des répercussions considérables sur l'état de santé et de bien-être de la personne. En 1978, pour sensibiliser les systèmes de santé nationaux à s'engager dans des politiques de prévention et de protection de la santé orale, l'OMS a fixé des objectifs à atteindre, d'ici 2000 et 2020, visant à contrôler et à ramener le risque de caries à zéro.

Année 2000	Année 2020
50 % des sujets de 5-6 ans sans caries	95 % des sujets de 5-6 ans sans caries
DMFT < 3 à 12 ans	DMFT < 0,7 à 12 ans
85 % de la population de 18 ans possédant toutes ses dents	95 % de la population de 18 ans possédant toutes ses dents
75 % de la population des 35-45 ans avec au moins 20 dents	75 % de la population des 35-45 ans avec au moins 20 dents
50 % de la population de plus de 65 ans avec au moins 20 dents	50 % de la population de plus de 65 ans avec au moins 20 dents

(Tableau extrait de Polimeni, *Odontoiatria pediatrica*, Elsevier 2012)

Comme l'a montré le tableau ci-dessous, les objectifs sont très ambitieux, ils concernent le public pédiatrique et adulte, et prennent en considération l'indice DMFT, c'est à dire l'indice d'expérience des caries (acronyme de **Decayed, Missing, Filled Teeth**, c'est à dire la somme de dents cariées, manquantes ou obturées sur le nombre de sujets). Les caries représentent en effet le facteur déclenchant de l'amorçage d'une pathologie orale qui implique également d'autres éléments (perte de dents et besoin de traitement dentaire, même en situation aiguë) avec des conséquences importantes sur le plan de l'économie et des dépenses sanitaires.

On **définit une carie** comme une pathologie multifactorielle à évolution chronique dégénérative, transmissible, qui touche tous les tissus durs de la dent. Il s'agit encore aujourd'hui d'une des pathologies les plus fréquentes, aussi bien dans la population pédiatrique qu'adulte, malgré les campagnes de prévention et d'information, qui ne parviennent cependant pas à intervenir simultanément sur toutes les variables étiologiques.

Parmi les facteurs déclenchants et les **causes**, on retrouve 4 variables, solidement interdépendantes :

- La **plaque dentaire** (composante microbiologique)

- Le **régime** (habitudes alimentaires)

- La sensibilité de l'hôte (variable **génétique** et prédisposition)

- Le **temps**

La pathologie s'installe en effet après un déséquilibre entre la flore buccale et les souches bactériennes cariogènes, qui augmentent et génèrent la lésion initiale, représentée par une solution de continuation du tissu dur de la dent. Ce **déséquilibre** est favorisé lorsque, au cours du temps, une interaction complexe s'est installée entre les bactéries cariogènes, les hydrates de carbone fermentescibles introduits par le sujet et les facteurs liés à l'hôte, comme la salive ou d'autres pathologies. De nombreuses études ont mis en évidence l'étroite relation entre l'apparition de la maladie et le niveau socio-économique et culturel de l'individu, et sa diffusion incontrôlée notamment dans les zones urbaines et industrialisées.

On peut parler du véritable début de la pathologie à partir de la Révolution industrielle et de l'introduction des sucres raffinés dès le XVIIIe siècle. Il est en effet curieux de vérifier, en accord avec des études paléontologique, que la carie est une **pathologie « récente »**, inextricablement liée au processus d'industrialisation occidentale : on en trouve très peu de trace à l'âge gréco-romain ou médiéval (âges liés à la consommation d'autres édulcorants), elle commence à apparaître dans les classes sociales les plus aisées lors de l'introduction du sucre, alors qu'elle est absente pendant une longue période dans les populations orientales (qui consomment habituellement du thé, produit très riche en fluor, élément protecteur contre les caries) ou africaines.

Il est évidemment utopique de penser pouvoir contrôler tous les facteurs étiologiques simultanément et, même que sommes encore **bien loin d'un vaccin** contre les micro-organismes responsables de la lésion (difficile à cause de la variété des souches et des différentes actions nocives sur la dent), la recherche a cependant cherché à intervenir sur le contrôle des habitudes alimentaires et sur la prévention à plusieurs niveaux.

La mesure de prévention la plus vaste et la plus diffuse concerne la **fluoration** des eaux domestiques, qui a conduit à une diminution de la pathologie, malgré l'augmentation de la production et de la consommation d'aliments cariogènes. Les lignes directrices de la prévention de la santé orale à l'âge pédiatrique, en Italie et aux États-Unis (qui peuvent être librement téléchargés ou consultés aux adresses suivantes : http://www.aapd.org/policies/ e http://www.sioi.it/?page_id=1795), sont constamment mises à jours et révisées selon les résultats scientifiques du moment et recommandent en effet aux gouvernements nationaux d'introduire du fluor dans les eaux potables afin de renforcer la structure de la dent et de la rendre moins sensible à la déminéralisation acide causée par des bactéries cariogènes. Il est également recommandé de prendre du fluor, par voie systémique ou locale, aussi bien à l'âge pédiatrique que lors de la grossesse, ainsi que de réaliser le scellement des sillons des premières molaires permanentes chez l'enfant. Néanmoins, la prise de fluor ne peut pas suffire à prévenir le risque de pathologie, mais elle doit être associée à l'enseignement des pratiques domestiques d'hygiène orale, ainsi qu'à une bonne alimentation.

L'utilisation quotidienne de dentifrices au fluor et de brossettes permettant d'éliminer les résidus alimentaires, des visites régulières chez le dentiste ainsi que des campagnes d'information peuvent aider à attirer l'attention sur l'atteinte des objectifs proposés par l'OMS. De plus, un **régime** varié et pauvre en glucides complexes, qui éloigne les aliments particulièrement caoutchouteux et collants (qui maintiennent les substances nocives à la superficie de la dent, ce qui empêche la détersion physiologique des dents lors de la mastication), aide à prévenir l'apparition des caries ou d'autres pathologies systémiques.

La nature multifactorielle de la maladie cariogène en fait un modèle parfait pour le système «zéro»: parmi les fondements on retrouve la **prévention**, qui doit devenir petit à petit une alliance informée et partagée entre le médecin, le patient, et le système de santé.

La carie, lors de l'enfance ou de l'âge adulte, entraîne en effet un mécanisme d'absence de santé globale qui peut avoir **plusieurs résultats**: la pathologie est douloureuse et peut présenter des phénomènes aigus nécessitant des traitements d'urgence (pulpites) ou des phénomènes chroniques jusqu'à la nécrose de la pulpe vitale de la dent et la perte des éléments, avec des préjudices physiques et émotifs. Les soins dentaires, longs et coûteux, ne réduisent toutefois pas le risque de pathologie, qui peut se développer de nouveau si les modalités d'approche ne changent pas. La thérapie ne représente pas en effet le meilleur moyen de lutter contre les caries, alors qu'une prévention primaire, secondaire et tertiaire adaptée permettrait d'annuler leur risque d'apparition.

Dans une optique de « **zéro action** », le système national s'engage donc à garantir la fluoration des eaux potables ainsi que l'information, également grâce à des campagnes de sensibilisation, des visites spécialisées dans les écoles et à la diffusion capillaire des recommandations (notamment grâce aux nouveaux médias, très utiles dans ce cas pour leur capacité à connecter des compétences et des expériences). Le clinicien renforce la motivation du patient et réalise des visites périodiques de tests de dépistage ainsi que d'éventuels diagnostics précoces de certaines pathologies. Le patient doit lui prendre soin de son hygiène orale et de son alimentation.

Dans cette perspective, les dépenses (biologiques et économiques) sont réduites au minimum aussi bien pour l'individu que pour l'État, et il se produit également un mécanisme vertueux dans lequel les acteurs principaux et co-responsables sont le patient et le médecin, tous les deux unis pour viser une réduction des risques et l'élimination de la pathologie.

6. Le paradigme de la communication et docteur Google

Angelo Barbato Bruno Corda Angela Meggiolaro

Avec le développement de la troisième révolution industrielle, dès 1970 environ, les technologies informatiques ont créé un réseau informatique mondial public: **Internet**!

Depuis, la communication s'est de plus en plus formée sur des canaux multiples, et de plus en plus en temps réel. **Google** a été lancé le 15 septembre 1997 et est ensuite devenu le moteur de recherche responsable d'un changement mondial.

En plus de classifier et d'indexer les ressources du web, **Google** a commencé à s'occuper de cartographie (Google Maps), de photos, de ventes en ligne, de traductions, de vidéo et de création de programmes.

Il s'agit du site le plus consulté au monde[77], tellement populaire que plusieurs langues ont développé de **nouveaux verbes** dénominaux à partir de la marque, qui signifient « chercher avec Google » ou, plus généralement, « chercher sur internet ». Parmi ces néologismes, on retrouve par exemple le verbe français « googler »[78], mais également l'anglais « to google », ou l'allemand « googeln »[79].

Comme on pouvait le prévoir, Google, de par son caractère universel, même dans le domaine médical, a commencé à être appelé **docteur Google**.

La première grande opportunité de ce domaine a été d'ouvrir de nouveaux espaces à des visions et à des interprétations différentes, appartenant aussi bien à la médecine traditionnelle ou alternative.

---

77 http://www.alexa.com/siteinfo/google.com consulté le 27 aout 2015

78 http://www.treccani.it/vocabolario/googlare_%28Neologismi%29/ consulté le 27 aout 2015

79 https://it.wikipedia.org/wiki/Google consulté le 27 aout 2015

Cela a permis à tout le monde, aussi bien au patient qu'au professionnel de santé, d'échanger une multitude d'informations. Il est ainsi possible d'élargir ses connaissances jusqu'à un niveau d'**approfondissement** permettant d'offrir une utilité non seulement aux personnes extérieures à la profession, mais également aux professionnels.

Depuis août 2015, Google ne suffit plus : Larry Page et Sergey Brin, fondateurs du colosse de Mountain View, ont lancé une révolution chez Google, une restructuration radicale qui constitue le dépassement du modèle Google et la naissance de la galaxie **Alphabet**. Une nouvelle structure sociale a été créé et sépare l'activité de recherche sur le web ou Youtube, de la recherche et de l'investissement. Alphabet, la nouvelle société holding, contient un ensemble de sociétés, dont la plus importante est Google.

En ce qui concerne le domaine médical, notamment la recherche contre le vieillissement ainsi que l'étude des maladies séniles comme Alzheimer, Google a déjà créé la société **Calico** (California Life Company) avec Arthur D. Levinson comme CEO (Chief Executive Officer).

Calico est une société de recherche et de développement dont le but est d'exploiter les technologies avancées pour augmenter la compréhension des mécanismes biologiques qui contrôlent l'espérance de vie humaine. Les connaissances obtenues serviront à élaborer des interventions permettant aux populations de mener une vie plus saine et plus longue. Cette mission nécessitera un niveau d'effort interdisciplinaire sans précédent, avec une orientation à long-terme, dont le financement a déjà été mis en œuvre[80].

Calico est la société des sciences de la vie financée par Google, gérée par Arthur D. Levinson, Ph.D. (ancien président et CEO de Genentech) et Hal V. Barron, MD (ancien Executive vice-président et Chief Medical Officer de Genentech). L'accord ouvre

---

80 http://www.calicolabs.com/ consulté le 27 aout 2015

la voie à **Calico** pour mettre en place un centre de recherche et de développement au niveau mondial dans la région de la baie de San Francisco[81].

Comme cela a déjà été souligné, une nouvelle phase de transition du marché est en marche, dans laquelle des multinationales capitalistes traditionnelles (**Abbvie**) commencent à collaborer avec des entreprises émergentes de l'économie de partage et des communaux (Calico).

C'est la cas d'**Abbvie**, une société bio-pharmaceutique mondiale, fondée sur la recherche, instaurée en 2013 après la séparation d'Abbott Laboratories. La mission de la société est de développer et de commercialiser des thérapies qui luttent contre des maladies complexes. Abbvie emploie environ 25 000 personnes dans le monde entier et commercialise des médicaments dans plus de 170 pays.

En Californie, en septembre 2014, les sociétés **Abbvie et Calico** ont annoncé une nouvelle collaboration destinée à développer des synergies entre les deux entreprises, avec comme finalité de découvrir, de développer et d'apporter sur le marché de nouvelles thérapies pour les patients touchés par des maladies liées à l'âge, à la neurodégénérescence et au cancer.

Sur la base de l'accord, les entreprises unissent leurs forces pour accélérer la disponibilité de **nouvelles thérapies** pour les maladies liées à l'âge : Calico utilisera ses compétences scientifiques pour construire un centre de recherche et de développement de niveau mondial, avec une attention toute particulière sur la découverte de nouveaux médicaments et sur le développement de médicaments innovants. Abbvie offrira son soutien au développement scientifique et clinique ainsi que son expérience commerciale pour conduire les nouvelles découvertes sur le marché._En septembre 2014, il a été annoncé que Calico, en collaboration avec Abbvie, avait ouvert un laboratoire de recherche et de développement centré sur le vieillissement et les pathologies

---

81 http://www.calicolabs.com/news/2014/09/03/ consulté le 27 aout 2015

connexes, comme la <u>neurodégénérescence</u> et le <u>cancer</u>. Les deux entreprises investiront initialement 250 millions de dollars, avec la possibilité pour chacune d'investir 500 millions supplémentaires. Pendant les cinq premières années, Calico sera responsable de la recherche et du développement, et poursuivra les projets de collaboration en phase 2 bis pendant dix ans. Les coûts et les profits seront équitablement partagés entre les parties.

Le 3 octobre 2014, le **président Obama** a remis à Arthur D. Levinson (Fondateur et Chief Executive Officer de Calico) la National Medal of Technology and Innovation (Médaille nationale de technologie et d'innovation). Il s'agit des deux plus hautes distinctions de l'État pour le succès et la primauté scientifique et technologique.

Levinson, biologiste moléculaire, a mené un travail de pionnier dans le domaine de la génétique et de la biochimie du cancer. Il a également contribué à la création de thérapies ciblées contre le cancer. Auteur et co-auteur de plus de 80 articles scientifique, détenteur de 11 brevets aux États-Unis, il a reçu de nombreux prix scientifiques et technologiques. En 2008 il a également été élu membre de l'Académie américaine des arts et des sciences.

Le 24 mars 2015 Calico a également annoncé un partenariat de quatre ans avec **QB3**, avec pour objectif d'améliorer la compréhension de la biologie du vieillissement ainsi que de potentielles **thérapies** pour les maladies liées à l'âge.

L'institut QB3 est né de la coopération entre l'industrie privée et plus de **250 scientifiques** provenant des universités de San Francisco, de Berkeley et de Santa Cruz. QB3 met à disposition la recherche universitaire afin de créer des partenariats profitables aux deux parties et soutenus par les entrepreneurs. L'effort a porté au lancement d'une centaine de start-up de biotechnologies, de même qu'à la création d'emplois dans la région de la baie de San Francisco.

Le partenariat a **deux éléments synergiques** : un accord de recherche permettant la collaboration entre Calico et de multiples laboratoire QB3 sur des programmes particulièrement liés au vieillissement, puis un système de bourses pour soutenir l'innovation dans le domaine de la recherche sur la longévité, mené par QB3.

Regis Kelly, directeur du programme QB3, a exprimé sa gratitude à Calico et a affirmé que la lutte contre le vieillissement requiert une perspective translationnelle et une approche multidisciplinaire vers laquelle QB3 s'oriente justement.

Le 28 avril 2015, Calico et l'**Institut Buck pour la recherche** sur le vieillissement ont ensuite annoncé une collaboration. Les modalités financières n'ont pas été communiquées. L'Institut Buck est la première organisation indépendante de recherche aux États-Unis et dans le monde à être dédiée à la gérontologie et à l'étude du lien entre le vieillissement et les maladies chroniques. Le siège se trouve à Novato, en Californie, avec plus de 21 laboratoires indépendants. L'Institut Buck s'est attaché à étendre « l'healthspan » (c'est à dire le nombre d'années de vie en bonne santé) en ralentissant le processus de vieillissement. Les scientifiques de l'Institut Buck travaillent en collaboration avec les laboratoires qui étudient les mécanismes de vieillissement et se concentrent sur la prévention et les soins des maladies liées à l'âge, comme les maladies d'Alzheimer ou Parkinson, les maladies cardiovasculaires, la dégénérescence maculaire, l'ostéoporose, le diabète et l'ictus. Ils suivent les derniers développements dans le domaine de la génomique, de la protéomique, de la bio-informatique et des technologies des cellules souches[82].

« [...] ce nouveau partenariat avec Calico représente pour les chercheurs universitaires et pour l'industrie des biotechnologies un moyen unique de travailler ensemble sur le vieillissement », a déclaré Brian K. Kennedy, PhD, Président et **administrateur délégué** de l'Institut Buck.

Le 21 juillet 2015, **AncestryDNA**, leader dans le secteur de la génétique, a annoncé un projet de recherche pour étudier

---

82 www.thebuck.org consulté le 7 octobre 2015

l'aspect héréditaire de l'espérance de vie. Ils étudieront des données anonymes provenant de millions d'arbres généalogiques publics et d'une base de données de plus d'un million de prélèvements génétiques. Les modalités financières n'ont pas été communiquées. AncestryDNA et Calico étudieront le rôle de la génétique et ses influences au sein des familles, notamment en matière de longévité grâce aux bases de données des ancêtres et à l'utilisation d'algorithmes. Calico se concentrera donc sur le développement et la commercialisation des potentielles thérapies qui résulteront de l'analyse. La période de recherche permettra d'identifier des modèles communs de longévité en analysant la transmission par voie héréditaire.

«Notre expérience commune semble indiquer qu'il existe des facteurs héréditaires à la base de la longévité, mais trouver les gènes qui en sont responsables en utilisant des techniques standards s'est révélé difficile », a fait observer David Botstein, **chef de la direction scientifique de Calico** et membre de l'Académie nationale des sciences des États-Unis. « Il s'agit d'une extraordinaire opportunité de faire face à une question sans réponse, mais pourtant fondamentale pour la recherche sur la longévité avec la généalogie humaine[83] ».

Un autre exemple d'innovation vers les modèles des communaux, ici dans le monde de la recherche, est celui de l'**American Gut Project** et du Earth Microbiom Project (projet microbiome Terre), deux projets lancés en 2012 en Californie, qui concernent l'étude de la population bactérienne intestinale et de ses importantes implications sur la physiologie et la physiopathologie de nombreuses fonctions et altérations sur lesquelles reposent de multiples pathologies qui concernent non seulement l'appareil gastro-intestinal, mais également de nombreux organes de notre corps.

Ce projet implique une grande proportion de la population cooptée dans le projet en tant que patient/investisseur, avec

---

83 http://www.calicolabs.com/news/2015/07/21/ consulté le 7 octobre 2015

une structure de type **crowdfunding**. Chaque patient participant investit 99,00 €, se rendant ainsi disponible pour la recherche, et met à disposition son microbiote (bactéries intestinales récoltées grâce à l'examen des matières fécales) pour une étude à grande échelle de la population bactérienne puis de la cartographie individuelle. De plus, le patient bénéficie d'un véritable suivi bactériologie, ainsi que d'éventuelles thérapies de rééquilibrage, ou d'informations de préventions précieuses pour leur santé.

La **prévention** nécessaire au patient suite à la cartographie des bactéries intestinales peut concerner un nombre important de pathologies:

- la cavité buccale, le duodénum (ulcère) et l'intestin (colites et maladies chroniques intestinales)
- obésité.

L'American Gut est le plus vaste projet de recherche financé grâce au crowdfunding, et de 2012 à aujourd'hui il a rassemblé des **milliers d'adhérents**. Toutes les données récoltées sont rendues publiques dans les limites de la vie privée : les chercheurs et les particuliers peuvent donc en disposer librement, permettant à chacun d'établir de nouvelles collaborations intéressantes pour l'approfondissement des études de manières plus rigoureuse et contrôlée. Le projet est ouvert à toutes les nationalités[84].

---

84 Rob Knight Segui la pancia, non tutti i microbi vengono per nuocere, Rizzoli, ISBN 978-88-17-08196-2

7. Les nouvelles frontières de la communication en matière de santé

Angelo Barbato

7.1 Technologie portable et bracelets connectés

Pour l'électronique grand public, on estime qu'en 2015 le nombre de personnes possédant un **smartphone** sera de 1,5 milliards[85], au niveau mondial. Le smartphone aura une fonction de centre opérationnel de connexion entre tous les objets quotidiens ou de santé, qui représente l'aspect le plus important de chaque activité.

De cette manière, on peut observer une augmentation de la connexion permanente à un nombre croissant d'objets (**internet des objets**). Aujourd'hui, en plus des smartphones, les dispositifs les plus vendus sont: les téléphones portables, les PC portables, les ordinateurs de bureau, les tablettes, les appareils photo numériques et les téléviseurs LCD qui couvrent au total environ 80 % de l'électronique grand public. On retrouve de légères différences entre les pays émergents, le Moyen-Orient, l'Afrique, la Chine et l'Inde où les 7 dispositifs listés constituent environ 64 % de l'électronique grand public.

L'Internet des choses sera de plus en plus présente grâce à la connexion de capteurs des **dispositifs portables** que l'on peut classer en 2 catégories : les smartwatch et les bracelets connectés.

Une **smartwatch** est une montre avec des fonctionnalités supplémentaires par rapport à la simple fonction de montre, comme par exemple le chronomètre.

Le développement des **dispositifs portables** est aujourd'hui peu avancé, avec un magma d'idées qui sélectionneront les

---

85 Enrico Pagliarini Radio 24 - 2024 du 9 janvier 2015

plus utiles et les plus performants dans des environnements de plus en plus basés sur l'Internet des objets, au sein desquels l'utilisation croissance d'environnements virtuels révolutionnera également la formation et l'enseignement.

La caractéristique principale qui verra une évolution exponentielle de ces dispositifs électroniques portables est représentée par une **utilisation facile** qui permettra une nouvelle croissance importante sur le marché international qui débutera dans les pays les plus développés et touchera plus rapidement les marchés émergents.

L'évolution exponentielle de ces dispositifs sera alimentée par deux éléments clés : les **capteurs** de tous types qui se développent ainsi que la tendance à la **connexion permanente** grâce au Wi-Fi ou à la 4G.

L'Union internationale des télécommunications a débuté le processus de standardisation de la **5G**. Elle arrivera en 2020 et devrait garantir une connexion à près de 1 million de dispositifs/km² pour le développement de l'Internet des objets, avec une bande passante atteignant 20 GB.

Akamai publie tous les 3 mois un rapport sur l'état d'Internet[86], présentant ainsi les prestations du réseau autour du globe. Les mesures réalisées par Akamai son fiables car il s'agit de la plus grande société spécialisée dans la diffusion de contenus (**Content Delivery Network**). Ce type de société offre des services de conseil pour l'accélération de la visualisation des contenus.

Le réseau d'Akamai couvre environ 170 000 serveurs dans une centaine de pays du monde entier, et réussit ainsi à charger plus rapidement des pages internet ou à visualiser des vidéos. C'est pour cette raison que les réseaux de diffusion de contenu connaissent bien les conditions du réseau mondial. L'**Asie** est le continent sur lequel la fibre optique est la plus développée. En Europe, l'Irlande occupe la première place avec 17,4 Mb/sec.

---

86 Enrico Pagliarini Radio 24 - 2024 du 26 juin 2015

Le gouvernement italien a approuvé le 03/03/2015 le décret sur la fibre optique, reportant la partie exécutive à un vote qui aura lieu au sein du comité interministériel pour la planification économique (*Comitato interministeriale per la programmazione economica*, CIPE).

Telecom Italia, entreprise ayant le chiffre d'affaire le plus élevé (devant Fastweb qui est à la deuxième place), a encore de nombreuses infrastructures en cuivre. La question du réseau étendu est une infrastructure tellement importante que le président du Conseil, **Matteo Renzi**, a inscrit dans son programme la nécessité d'une société publique pour le réseau. L'Italie a bien évidemment besoin de fibre optique car les entreprises doivent investir dans une technologie qui, grâce à l'Internet des objets, a plus pour objectif clé la connectivité. Il est inutile de parler de « cloud » ou d'Internet des objets sans **connectivité**.

Dans le dernier rapport d'Akamai, l'**Italie** se trouve à la 56e place du classement mondial de la vitesse moyenne de connexion, avec 5,6 Mb/sec.

Les capteurs se développperont notamment dans les domaines suivants : la santé (**health**), le bien-être (**fitness**) et le sport, la domotique (**gestion électronique** domestique des interrupteurs et de l'éclairage), l'énergie, les transports et l'économie de partage.

Les **capteurs** sont des *transducteurs* qui se trouvent en interaction directe avec le système mesuré. Ce sont des dispositifs nés historiquement pour la visualisation des performances physiques de façon simplifiée et instantanée.

Avec l'*évolution de l'électronique*, les capteurs ont connu un **développement** considérable, qui augmentera ultérieurement avec l'Internet des objets notamment en médecine, dans l'industrie et dans la robotique ainsi que, de façon générale, dans tous les systèmes de contrôle.

Les capteurs deviennent de plus en plus puissants, pour des coûts de plus en plus faibles. Ils peuvent être classés entre : Les **capteurs physiques**, et les **capteurs chimiques**. Il peut s'agir de capteurs d'**imagerie**, de **mouvement**, d'alarme (de **sécurité** comme les détecteurs de fumée), de **tension** (pour mesurer les attentes), de **voix** (microphone), d'**humidité**, de **température** (**thermostats**), d'**ultraviolets** (pour mesurer la radiation d'émissions), etc.

Parmi les capteurs de **mouvement**, le développement portera fortement sur :

- le détecteur de véhicules dans l'angle mort (dépassement) ;
- des capteurs pour le maintien sur la voie ;
- le contrôle dynamique de la vitesse qui permet de maintenir la vitesse constante du véhicule sous une certaine limite, même sans le contrôle du conducteur, comme par exemple dans le cas d'un freinage brutale de la voiture précédente, ou lors de la présence d'objets traversant la route de façon inattendue, ou bien encore lorsque le conducteur est distrait.

Le développement de l'Internet des choses considérera de plus en plus l'utilisation du **smartphone** comme un centre opérationnel, de même que les capteurs seront des nœuds de communication.

En biologie, les **organes des sens** peuvent être considérés comme les capteurs des être vivants. L'Homme interagit avec le monde extérieur grâce aux 5 sens (l'odorat, la vue, l'ouïe, le toucher, le goût), les moustaches des chats sont des sortes de capteurs de contact et de proximité, tandis que dans l'Internet des choses, les objets interagissent avec le monde extérieur grâce aux capteurs et communiquent entre eux grâce au réseau.

Avec l'électronique portable il est possible, grâce au smartphone (unité de contrôle), d'analyser les informations provenant des **capteurs portables** intégrés dans les montres (smartwatch), les bracelets connectés et les lunettes.

Le fantasme des dispositifs portables réalisables conduira le marché à produire des dispositifs plus différents les uns que les autres, comme des brosses à dents avec capteurs permettant de contrôler l'efficacité du brossage de dents. Les capteurs peuvent prendre de nombreuses formes, utilisés dans les applications pour smartphone ou dans le domaine de la santé, mais ceux qui connaîtront l'impulsion la plus importante seront les capteurs permettant le contrôle de l'état de santé et la prévention dans différents environnements : domestique (homesmarth) et dans les domaines du transport (voitures, trains, avion, etc.) et des économies d'énergie.

Les **protocoles de communication** et la **consommation d'énergie** seront la pierre angulaire du développement exponentiel de l'Internet des objets, qui nécessitera des lignes directrices solides pour permettre leur utilisation ordonnée, efficace et efficiente. Pour l'instant, les idées sont nombreuses, mais elles doivent encore progresser pour atteindre un développement exponentiel adapté.

De très nombreux produits sont souvent des caprices liés à la **mode** et au design, et on ne comprend parfois pas leur utilité, comme par exemple les smartwatch ou les bracelets connectés qui coûtent très chers (environ 300 euros) avec des fonctions similaires à celles d'un smartphone. Il s'agit parfois plus de véritables tentatives de commerce de la part des vendeurs que de besoins pour le consommateur.

Dans les stratégies de développement futur, le secret du succès sera lié à l'**utilité** réelle de ces dispositifs : m'améliorent-ils la vie ? Me changent-ils la vie ? Me facilitent-ils la vie ? De nombreuses opportunités se développent pour le futur, mais il s'agit encore de dispositifs de première génération avec les limites du manque de maturité de début de marché.

Le défi est notamment lancé dans le secteur de l'**énergie pour le déplacement** des ces dispositifs avec l'utilisation des batteries actuelles qui requièrent des batteries de rechange car aucune technologie n'a encore été trouvée pour rallonger de manière significative leur durée.

Cette révolution concerne également le **domaine de la santé** (en préservant un individu sain le plus longtemps possible grâce à la prévention), la communication (grâce à l'Internet des objets) et la logistique (grâce à de nouveau modèles de prise en charge des individus) et entraînera de plus un développement exponentiel de la production des dispositifs médicaux.

Ces derniers se développeront de façon exponentielle grâce à l'utilisation de plus en plus fréquente d'**imprimantes 3D** qui auront un rôle de plus en plus important dans le développement de l'Internet des objets.

En Chine, la **première intervention chirurgicale** permettant la reconstruction d'une prothèse vertébrale a été réalisée sur un jeune patient affecté par une malformation vertébrale.

Il existe une spécialisation médicale qui s'occupe des accidents de travail : la **médecine du travail**.

Il existe une spécialisation médicale qui s'occupe ensuite de la prévention des maladies, non seulement sur les lieux de travail car elle élargit ses principes à la prévention des maladies au sens général, en analysant les causes environnementales présentes dans les polluants de l'air, de l'eau et dans le sol. Cette spécialisation est l'**hygiène et la médecine préventive**.

La prévention signifie donc également l'utilisation de système qui peuvent éviter des **accidents et des incidents** grâce aux capteurs. Il suffit de penser aux systèmes anti-collision ou au parking automatique, de même qu'à l'utilisation de moyens de transport mobiles sans conducteur (voitures, trains, avions, etc), des systèmes fondamentaux sur des routes encombrées, comme par exemple dans les grandes aires métropolitaines (Pékin ou Shangaï en Chine). Ces technologies, appliquée à l'Internet des objets, connaîtront un développement exponentiel.

Les **installateurs**, qu'il s'agisse de médecins ou de techniciens, devront s'adapter à cette croissance exponentielle de dispositifs qui révolutionneront le bien-être et la prévention des maladies et des accidents. Dans le cas contraire, le marché devra augmenter le nombre de dispositifs dont l'installation sera automatique.

Parmi ces dispositifs, un grand nombre d'entre eux comprendra une **batterie** de longue durée (jusqu'à plusieurs années) impliquant des énergies renouvelables (rechargeable, solaire, mécanique, etc.). Il se connecteront au Wi-Fi et élaboreront un réseau de l'Internet des objets en commençant par la maison.

Déjà aujourd'hui, de nombreuses sociétés américaines peuvent accéder à partir d'Internet au **thermostat de la maison** et, selon le coût de l'énergie et les conditions climatiques extérieures (été/hiver, jour/nuit) elles peuvent intervenir sur la température de la maison et donc sur le bien-être, sur la santé, et sur l'environnement, d'un point de vue énergétique et financier.

7.2 La télémédecine

La télémédecine est la fourniture d'informations et de services de soins de santé par le biais des **technologies de télécommunication.**

La télésanté (Telehealth) est une **large définition** qui comprend des services de base, comme par exemple le cas de deux professionnels de santé qui discutent d'un cas par téléphone, ou encore des services complexes comme la réalisation de chirurgie robotique entre deux structures présentes à deux régions différentes du globe.

À l'origine, elle était utilisée dans le domaine administratif ou pour l'éducation à la santé. La télémédecine concerne désormais une **multitude de solutions technologiques.**

Par exemple, les médecins utilisent les **courriers électroniques** pour des prescriptions ou d'autres services de santé.

L'utilisation la plus importante de la télémédecine concerne aujourd'hui la **surveillance à domicile** de l'état clinique des patients, dont les essais cliniques réalisés au Royaume-Uni ont démontré une diminution de la mortalité d'environ 47 %.

La surveillance des données biométriques

En utilisant un smartphone comme unité centrale, il est possible de surveiller de nombreuses **données biométriques** : la tension artérielle, la fréquence cardiaque, le poids, les distances parcourues, la durée de sommeil. La surveillance prolongée permet de dépasser une simple donnée ponctuelle et de réaliser des analyses globales prolongées dans le temps. Elle peut également permettre de partager les informations personnelles avec son médecin traitant ou avec un établissement de santé. De cette manière, le smartphone devient lui aussi un outil puissant pour la prévention.

Qardio est une entreprise fondée par des italiens[87] et basée aux États-Unis (Marco Peluso en est le directeur général) qui développe des produits et des services grâce à des applications de surveillance qui dispense des conseils médicaux. Il y a 3 types d'applications : QardioArm pour la surveillance de la tension artérielle, QardioBase pour la surveillance du poids, et QardioCore pour la surveillance de l'électrocardiogramme et de l'Holter rythmique grâce à des dispositifs portables. Ces dispositifs recueillent des statistiques qui représentent un avantage pour le diagnostic, aussi bien pour le médecin généraliste que pour le spécialiste comme le cardiologue.

Cette nouvelle communication favorise la relation entre le médecin et le patient, avec une approche principalement ciblée sur le patient. Par exemple, **QardioCore** propose, en plus du tracé de l'électrocardiogramme qui surveille la fréquence cardiaque, une surveillance la température et de l'activité physique. Le médecin est ainsi aidé pour le diagnostic d'arythmie puisqu'il est également possible de faire une surveillance sur 365 jours. L'application permet ensuite au médecin, grâce à des algorithmes logiciels, de surveiller une centaine de patients en temps réel.

---

87 Enrico Pagliarini Radio 24 - 2024 du 27 mars 2015

8. Les soins de santé axés sur le patient
Angelo Barbato Bruno Corda

Comme cela a été souligné dans plusieurs chapitres de ce livre, nous vivons aujourd'hui une transition capitale, de l'économie capitaliste à l'économie des **communaux**.

Cette fascinante phase de transformation entre des rapports verticaux et hiérarchiques continuellement menacés par de nouveaux modèles émergents horizontaux et distribués, est de plus en plus importante, aussi bien dans le monde de la **production** que dans celui des **services**.

Aucun **service** ne peut être plus proche de la dimension collaborative et participative des communaux que **les soins de santé**.

Le service de santé est sans aucun doute le service le **plus important** : il implique la sphère la plus personnelle de la vie des individus, le partage de données médicales introduit les communaux dans la sphère la plus intime, les données sur la santé des personnes, les données sur leurs paramètres énergétiques (individus sains), les données sur les paramètres concernant leurs déficits énergétiques (individus malades), les données générales sur la vie et la mort de chacun d'entre nous.

Le système de santé, fondé sur le paradigme fondamental de la **relation entre le médecin et le patient**, caractérisée par un rapport confidentiel traditionnellement vertical et fermé, au sein duquel le médecin fournit des prescriptions que le patient suit passivement, s'est tout d'un coup transformé en une relation distribuée, égalitaire et horizontale.

Au cours de l'histoire des soins de santé, la relation entre le médecin et le patient a toujours été fondamentale, bien plus que les soins. L'innovation dont nous sommes témoins se trouve dans la transformation de la verticalité rigide de ce rapport en un nouveau système de **confrontation circulaire**, continuelle et ouverte, qui implique mutuellement les patients, les médecins, les chercheurs et les techniciens, avec pour objectif d'améliorer les soins dispensés aux malades et la santé générale de la société. Ce nouveau mouvement circulaire d'informations devient une base fondamentale notamment pour la prévention.

L'innovation de ce système ouvert au sein duquel les échanges d'informations ont lieu de manière horizontale entre les patients, les médecins, les chercheurs et d'autres professionnels intéressés par le monde de la santé, s'est développée **spontanément**, suite à l'augmentation du nombre de personnes recherchant sur internet leurs symptômes afin d'avoir une idée précise de leur état de santé.

Cela fut le cas pour les personnes qui avaient déjà reçu un diagnostic et qui avaient commencé à raconter l'histoire de leur maladie ou de leurs problèmes, dans l'espoir de recevoir un **retour d'expérience** de personnes se trouvant dans une situation similaire.

La **démocratisation de la santé** a aussi permis à d'autres personnes, non satisfaites des solutions thérapeutiques prescrites par leur médecin, de chercher sur internet des personnes se posant les mêmes questions, en espérant recevoir des nouvelles de traitements alternatifs. Avec le développement de systèmes distribués de communication par internet, la limite induite par l'**autoréférence** propre au rapport vertical entre le médecin et le patient a été **dépassée**. Cela a généré des bénéfices, non seulement pour le patient qui est parvenu à avoir une meilleure conscience et à obtenir plus d'informations, plus de possibilités d'alternatives pour les programmes thérapeutiques, mais également pour le médecin et pour les chercheurs qui observent un élargissement de l'espace de confrontation, des possibilités de nouvelles informations, ainsi qu'une ouverture de points de vue pouvant servir de référence. Il en résulte un enrichissement exponentiel pour tous, grâce à un **système circulaire** qui produit de nouveaux bénéfices pour le patient, comme c'est le cas dans le principe de la théorie circulaire de la qualité.

Avec l'augmentation de l'espérance de vie et la présence plus fréquente d'une ou plusieurs maladies chroniques, de plus en plus de personnes soumises à des **traitements qu'elles considéraient inadaptés ou insuffisants**, ou même parfois excessifs, ont commencé à s'organiser pour chercher ensemble de **nouvelles thérapies**.

Dans les relations de type vertical entre le médecin et le patient, ce dernier suit passivement les prescriptions du médecin sans pouvoir participer, et il en ressort inévitablement un problème d'**observance du traitement**. L'observance est la mesure du suivi par le patient des recommandations formulées par l'équipe médicale et acceptées par le patient après qu'il ait reçu des explications détaillées à ce sujet[88].

La **mauvaise observance** peut être classée en deux catégories : **Intentionnelle** et **non intentionnelle**.

Lorsque l'observance à un traitement est **intentionnelle**, elle est caractérisée par un choix conscient du patient à ne pas suivre le traitement. Cette attitude peut recouvrir des aspects rationnels ou irrationnels. Dans le premier cas, cette position s'explique par une conviction subjective que :

- les médicaments ne sont pas efficaces ;

- les médicaments peuvent être toxiques ;

- il existe des problèmes de coût direct ou indirect pour le traitement prescrit.

La **mauvaise observance intentionnelle** peut également être irrationnelle, avec une réponse émotionnelle à la pathologie et au traitement. Les formes intentionnelles conduisent à un traitement partiel ou parfois même à l'interruption du traitement.

Dans le cas de la **mauvaise observance** non intentionnelle du traitement, le patient souhaite clairement suivre le traitement, mais éprouve des difficultés. Ce problème s'explique par des raisons externes, extrêmement variables, et en grande partie

---

88 Monica Fliedner, RN, MSN, Sabine Degen Kellerhals, RN, Erik Aerts, RN, Aderenza alle terapie farmacologiche anti-tumorali per via orale, 2013 EBMT

liées au contexte socio-économique. On retrouve dans cette catégorie les « oublis » et les « sauts » de prise[89].

Sur internet il existe déjà plusieurs modèles « libres » de **communaux de la santé** qui impliquent une collaboration entre des médecins, des patients, des chercheurs et des ingénieurs. Ces plateformes collaboratives se sont montrées essentielles pour le processus de responsabilisation des patients et pour la circularité des informations. Contrairement aux inquiétudes initiales, ces outils n'ont pas apporté un éloignement entre médecin et patient, mais ont créé des synergies en leur ajoutant de la valeur.

Les patients les plus actifs se sont organisés en constituant des associations à but non lucratif, notamment pour les maladies rares, plus ou moins organisées, avec plusieurs objectifs : un **soutien pratique et psychologique**, une **sensibilisation de l'opinion publique** envers leurs maladies, demande de **subventions publiques supplémentaires pour la recherche**.

Pour les modèles collaboratifs des communaux de la santé, les échanges d'information interactifs sur internet représentent un **avantage** aussi bien pour les **patients** que pour leurs **médecins** et les **chercheurs**.

Même les **épidémiologistes** américains reconnaissent pour l'instant l'utilité des informations circulaires sur internet comme complémentaires ou additionnelles aux modèles de surveillance validés et utilisés dans la recherche traditionnelle.

Les informations en ligne se sont montrées particulièrement précieuses pour le signalement des **effets secondaires** des médicaments, nettement sous-estimés par les systèmes de collecte traditionnels.

Le nombre de personnes **partageant** des données sur leur état de santé connaît une croissance exponentielle.

Ces données sont également une source utilisable par des programmes de **recherche**. Cette nouvelle approche de la re-

---

89 F Colivicchi et al - Aderenza terapeutica, G Ital Cardiol Vol 11 Suppl 3 al n 5 2010

cherche est basée sur le crowdsourcing. Le crowdsourcing, de crowd qui veut dire « foule » et de outsourcing qui signifie « externalisation d'une partie des activités », est un modèle de réalisation ou de développement d'un projet, d'un objet ou d'une idée par un groupe indéfini de personnes qui ne s'étaient pas préalablement regroupées. Ce processus est favorisé par les outils mis à disposition par le web. Habituellement, le mécanisme d'appel à candidatures est mis à disposition grâce à des portails présents sur internet[90].

Le modèle du **crowdsourcing** se distingue radicalement de la méthode des études contrôlées aléatoires, typique de la recherche traditionnelle, coûteuse en matière de temps et d'argent, et organisée et gérée par le haut, plaçant les patients dans un rôle de sujets passifs. Frank Moss, directeur du MIT Media Lab, un laboratoire interdisciplinaire de recherche au sein du Massachusetts Institue of Technology dédié à des projets de convergence technologique, aux multimédias, aux sciences, à l'art et au design, explique : « en fait, nous transformons les patients en scientifiques en modifiant l'équilibre entre les cliniciens, les scientifiques et les patients ».

Les nouveaux **communaux de santé**, qui sont de plus en plus larges, sont en train de transformer le secteur médical, aussi bien du point de vue théorique que de la pratique opérationnelle.

Parmi les **sites de réseaux sociaux** les plus populaires, on retrouve **patientsLikeme, acoR, the Lam Foundation, cure together, the Life Raft group, the organization for autism Research, chordoma Foundation et LmSarcoma Direct Research.**

De nombreux sites qui traitent des soins de santé ciblés sur le patient sont le résultat d'histoires personnelles, souvent liées à des **pathologies rares** qui reçoivent peu d'attention et encore moins d'investissements pour la recherche de solutions thérapeutiques.

---

90 https://it.wikipedia.org/wiki/Crowdsourcing consulté le 17 septembre 2015

Association des ressources en ligne sur le cancer (l'**ACOR**)[91], fondée par Gilles Frydman, a permis au concept des soins de santé orientés par le patient de faire un pas en avant, créant ainsi un communal de santé plus large, qui implique plus de 600 000 personnes, entre les patients et les thérapeutes, sur 163 communautés publiques en ligne.

Sur quelques plateformes innovantes, les patients peuvent déjà expliquer leur situation, et les **chercheurs** élaborent les protocoles, tandis que sur ACOR, les **patients** partagent les informations scientifiques des thérapeutes, et **agissent de concert** avec eux pour « l'organisation de nouvelles méthodes de collecte et de regroupement des données, avec pour objectif de diriger la recherche sur ces maladies ».

Les patients s'occupent également de trouver les fonds pour la recherche scientifique. Ces patients en ligne, les **e-patients**, mettent en place ce que Frydman appelle un « modèle de médecine participative », pour lequel dans un seul communal convergent plusieurs sujets : les patients, les chercheurs, les médecins, les financeurs, les fabricants de dispositifs médicaux, les thérapeutes, les sociétés pharmaceutiques et les soignants, tous engagés dans cette collaboration pour améliorer les soins.

Les nouveaux modèles de partage (les communaux) de la santé parviennent également à **modifier le financement** classique de la **recherche**.

Les **financements classiques** naissent en effet à partir d'idées venant des chercheurs et privilégient des recherches qui visent l'excellence, l'effet, l'impact et la visibilité, et capables de créer des réseaux d'autofinancements pour les jeunes chercheurs, privilégiant des champs larges comme l'inflammation, l'immunologie, les vaccins. Dans ce cas les chercheurs débutent souvent leurs travaux en premier puis, seulement après, cherchent des financements classiques.

---

91 http://www.acor.org/ consulté le 19 septembre 2015

Au contraire, la **recherche axée sur le patient** cherche à apporter, « à la demande », des réponses à des questions spécifiques qui partent des intérêts des patients, et non des chercheurs, et souhaite obtenir des **résultats**, et non à réaliser des publications ou à faire sensation. Elle peut concerner des domaines très différents de la recherche traditionnelle hiérarchique,

PatientsLikeme, est un réseau pour les soins dirigés par les patients, et rassemble plus de 200 000 malades et 1 800 maladies. Ce site a publié la première étude observationnelle lancée par des patients et étant parvenue à démentir les conclusions d'une recherche conventionnelle selon laquelle les médicaments à base de carbonate de lithium pouvaient arrêter le développement neurodégénératif de la sclérose latérale amyotrophique (SLA). L'organisation a annoncé avoir « développé un nouvel algorithme pour comparer les données des patients qui annonçaient consommer du lithium avec celles des autres malades atteints de SLA qui évoquaient une évolution similaire de la maladie ». En suivant 348 malades qui consommaient du lithium avec une **prescription hors AMM**, patientsLikeme a découvert que « le lithium n'a pas d'effets observables sur l'évolution de la maladie de ces patients ».

Bien qu'une vérification directe à partir des patients présents sur les plateformes internet ne puisse pas entrer en concurrence avec une étude clinique contrôlée, en double aveugle, elle a cependant le mérite d'avoir été **plus rapide** et d'exister à moindres coûts, et cela en fait un outil inédit et efficace pour la recherche.

Un des grands avantages de la recherche orientée par le patient est sa rapidité, grâce à laquelle nous pouvons obtenir davantage d'informations précieuses que les chercheurs, qui doivent suivre une **longue** série d'étapes qui peuvent durer jusqu'à des décennies. La recherche professionnelle prévoit structurellement un long temps d'attente, un délai entre le moment où une importante découverte médicale est connue par quelques personnes et celui où elle est communiquée à tout le monde.

De plus, les **études cliniques contrôlées**, en double aveugle, sont extrêmement coûteuses, alors que les **études observationnelles** lancées par les patients utilisent le **big data** et des algorithmes pour isoler des modèles et des développements de santé, et peuvent ainsi être entrepris à des coûts marginaux proches de zéro.

L'**approche open source à l'égard de la recherche** en est encore à ses premiers pas et pèche souvent dans cette phase de vérification que le long processus de recherche professionnelle, avec ses différents essais échelonnés dans le temps, prévoit pour les études contrôlées aléatoires. Les partisans de la recherche dirigée par le patient sont bien conscients de ces carences, mais ils sont également convaincus que cette nouvelle méthode saura se doter d'un système approprié pour la **vérification**, un peu comme cela a été le cas pour Wikipédia, en introduisant des mécanismes de contrôle, de révision et de validation de ses pages : Wikipédia compte aujourd'hui 19 millions de collaborateurs, des milliers d'utilisateurs réalisent des vérifications et améliorent les articles, permettant ainsi à ce portail open source de se vanter d'un niveau de prévision aussi élevé que celui des autres encyclopédies. Wikipédia est aujourd'hui le huitième site le plus visité au monde, et l'encyclopédie du savoir universel dispose de plusieurs millions de contacts. Lorsque l'on pense aux communaux de la santé orientés par les patients, nous nous souvenons aux débuts de Wikipédia sur internet, lorsque la communauté universitaire prédisait que la démocratisation de la recherche aurait sérieusement compromis les normes élevées en matière de recherche que l'on se doit d'exiger de la compilation d'une encyclopédie. Mais ces peurs se sont montrées infondées, et les partisans des communaux de la santé open source orientés par les patients se demandent pourquoi, dans le cadre de la recherche, le crowdsourcing devrait montrer des résultats moins satisfaisants s'il est soumis à des protocoles rigoureux.

9. La démocratisation de la santé
Bruno Corda, Angelo Barbato

Le nombre de médecins utilisant internet pour partager des données ou des expériences avec des patients ou d'autres médecins, en comparant les solutions thérapeutiques et les nouveaux modèles d'interprétations utiles au diagnostic, notamment pour les pathologies encore difficilement classables, est en constante augmentation. **Dan Hoch**, neurologue au Massachusetts General Hospital et spécialisé dans le traitement de l'épilepsie, s'est rendu compte grâce aux e-patients que le tabou traditionnel et vertical de l'implication des patients était devenu extrêmement anachronique, surtout pour les pathologies chroniques les plus complexes[92].

Un autre collègue neurologue du Massachusetts General Hospital, **John Lester**, a même développé une communauté en ligne réunissant plus de 300 groupes spontanés pour parler d'une série de pathologies neurologiques, dont la maladie d'Alzheimer, la sclérose multiple, la maladie de Parkinson, la maladie d'Huntington et l'épilepsie. Il s'agit d'un site consulté régulièrement par plus de 200 000 personnes du monde entier.

Internet compte aujourd'hui des centaines de **communaux de la santé** open source, et leur nombre augmentera considérablement au cours des prochaines années.

Il a été observé avec surprise que seulement **30 %** des interventions sur les communaux en ligne concernaient le **soutien moral**, tandis que les 70 % restants avaient pour objectif de rechercher les meilleures **solutions thérapeutiques**, aussi bien pour la gestion des protocoles que pour l'observation et la limitation des effets secondaires et de la manière d'affronter quoti-

---

92 Dan Hoch e Tom Ferguson, What I've Learned from e-patients, in "PLOS Medicine",2,8,2005, http://journals.plos.org/plosmedicine/article?id=10.1371/journal.pmed.0020206 consulté le 21 septembre 2015

diennement la maladie. Les informations échangées permettaient d'approfondir la préparation non seulement supérieure à celle du nombre de patients participants mais également, du moins en termes d'amplitude, à celle de nombreux médecins spécialistes de la branche.

Hoch avait pressenti l'importance de la connaissance des données empiriques issues des expériences individuelles des patients qui, sans même adhérer à un modèle épidémiologique préconstitué, présentaient deux avantages : leur nombre et l'extrême rapidité de leur acquisition. Le **parcours de l'observation scientifique** est ainsi renversé. Les données obtenues sont ensuite évaluées et traitées selon des critères scientifiques de sélection qui réduisent considérablement les erreurs de sélection.

Ce procédé inversé par rapport aux études traditionnelles a le mérite d'être **rapide** et peu coûteux. S'il accompagne les études traditionnelles il peut apporter une contribution synergique de grande ampleur pour la connaissance de nombreuses pathologies encore mal interprétées.

Lors de la conférence **Health IT** qui s'est tenue à **San Francisco** le 3 et le 4 mars 2015, un point de la situation sur les big data et leur utilisation dans le domaine de la santé a été réalisé. Il en est ressorti que les résultats sont encore trop peu convaincants pour vaincre les réticences face à l'utilisation de technologies très différentes les unes des autres, et donc qui dialoguent difficilement entre elles.

Le Dr Kaelber de Metro Health a estimé que le secteur de la santé ne sera capable de mettre en valeur des analyses des données qu'en **2040**[93].

En 2009, le gouvernement américain a affecté 1 milliard et 200 millions de dollars à l'aide aux structures du secteur sanitaire pour qu'elles s'équipent d'archives électroniques. Le **Big Data** qui sera disponible dans un futur proche aux États-Unis et

---

93 Dan Verel http://medcitynews.com/2015/03/will-data-analytics-health-care-take-2040-fully-realized-highlights-health-summit/ consulté le 26 septembre 2015

dans d'autres pays va fournir un réservoir d'informations : utilisées sur des communaux de la santé pilotés par les patients avec des garanties de respect de la vie privée, elles pourraient révolutionner la médecine en améliorant l'efficacité des services de soins proposés au malade.

Au cours de l'hiver 2013, le Big Data de la santé a été précieux lorsqu'une sérieuse **épidémie** de **grippe** s'est propagée au niveau mondial. En suivant les informations des recherches réalisées en ligne sur des aspects concernant la grippe, Google a pu identifier les centres d'incubation de la maladie et l'intensité des symptômes, et a suivi en temps réel sa propagation. Évidemment, cette analyse n'est pas aussi simple qu'elle le parait, **Google** avait **surestimé** l'intensité de l'épidémie, notamment à cause de l'**excessif alarmisme** des médias (notamment des réseaux sociaux) qui a induit de nombreuses personnes à chercher des informations sur la grippe. Malgré cette surestimation, les relevés de Google se sont montrés assez fiables pour convaincre les **Centres pour le contrôle et la prévention des maladies** (Centers for Diseases Control and Prévention, CDC) aux États-Unis à **impliquer officiellement l'entreprise** dans leurs programmes de surveillance.

L'utilisation d'Internet au cours d'une **épidémie** permet de pouvoir suivre en temps réel la diffusion de la contamination. Cela est fondamental pour tenir la maladie sous contrôle (surveillance) et alerter les services sanitaires locaux pour préparer l'administration des vaccins au moment opportun.

Encore une fois, internet s'est montré imbattable dans le paradigme de la communication et de la rapidité en interceptant les **premières réactions de l'épidémie**, lorsque les personnes, souvent plusieurs jours avant d'appeler leur médecin ou de prendre rendez-vous, réalisent des recherches sur le web pour vérifier si leurs symptômes correspondent à ceux de la maladie. Avec le système de **surveillance traditionnel,** le temps de collecte des données fournies par les médecins que les malades consultent de part et d'autre d'un pays, est d'une ou deux **se-**

maines : il s'agit d'un délai excessif car un virus peut déjà avoir atteint sa propagation maximale ou même avoir terminé sa route.

La force du paradigme de la rapidité et de la communication n'est pas exclusivement représentée par Google car **Twitter** peut également se révéler être un excellent outil de surveillance : les utilisateurs de ce réseau social s'échangent 500 millions de messages par jour.

Les centres institutionnels de santé publique ont pour l'instant démontré que ces outils de pré-alarme jouent un rôle **subsidiaire**, parfois **complémentaire**, par rapport aux systèmes de surveillance institutionnels, mais en améliorant les algorithmes de manière à exclure les interférences et à atteindre une lecture plus précise des données, il sera possible de faire de Google et de Twitter des instruments de surveillance et de détection capables de constituer des centres de gestion et de lutte contre les épidémies en exploitant le Big Data. En luttant contre la contagion, des **milliards de dollars pourront être économisés dans le secteur sanitaire**, grâce à un système de surveillance et de détection présentant des **coûts marginaux presque nuls**.

Les **transplantations d'organes** sont une des interventions médicales les plus chères, mais l'on fait également des progrès dans ce domaine, grâce à de nouvelles découvertes il sera possible, d'ici peu, d'abattre significativement les coûts : les tissus et les organes nécessaires pour une transplantation seront obtenus grâce à une **imprimante 3D**, encore une fois à des coûts marginaux modestes ou proches de zéro. Une imprimante en trois dimensions pour les parties du corps est déjà bien avancée. En se servant de cellules vivantes, le **Wake Foreste institute for Regenerative medicine, en Caroline du Nord**, a récemment imprimé le prototype d'un rein humain avec un procédé de bio-impression 3D, l'Organovo, tandis qu'une entreprise de biotechnologies siégeant à San Diego a réalisé des tissus fonctionnels de foie humain. Des chercheurs de l'ARC Centre of Excellence for Electromaterials Science de l'université de Wollongong, en Australie, expérimente l'utilisation de l'imprimante 3D pour produire des cellules vivantes du tissu musculaire ou nerveux. Cameron Ferris, un chercheur de l'institut, explique que : « La technologie que nous utilisons est la même que celle des imprimantes à jet d'encre, mais au lieu de l'encre nous utilisons plusieurs types de cellules ». Plutôt que d'implanter l'organe d'un donneur, la reproduction des tissus vivants des cellules du corps d'un patient permet d'éviter le risque de rejet.

Il est prévu que, d'ici dix ans, la **bio-impression 3D de tissus organiques** (tissus cardiaques et nerveux, segments de vaisseaux sanguins, cartilages pour articulations abîmées, etc.) sera couramment utilisée. Pour parvenir à la bio-impression d'organes entiers, il faudra cependant attendre un peu plus longtemps.

Stuart Williams, chercheur au **Cardiovascular Innovation Institute de Louisville, au Kentucky**, dirige des expériences sur des cellules extraites du gras aspiré lors de liposuccions : il s'agirait de les mélanger avec une substance collante puis de procéder à l'impression d'un cœur. Williams est convaincu qu'il sera possible d'obtenir l'**impression 3D d'un cœur « bioficiel » d'ici une dizaine d'années.**

Gordon Wallace, de l'ARC Center, soutient que « d'ici **2025**, nous serons probablement capables de **produire des organes pleinement opérationnels**, fabriqués sur mesure pour chaque patient » et, selon toute vraisemblance, d'ici quelques dizaines d'années nous atteindrons la frontière de l'impression 3D de certaines parties du corps et, comme pour les autres formes d'impression 3D, l'évolution de la technologie entraînera une diminution des coûts de production de ces substituts biologiques.

Dans la société du Big Data et des coûts marginaux presque nuls, les **coûts élevés que l'on connaît aujourd'hui** pour les soins de santé (souvent rudimentaires, peu évolués et gaspillés) ne seront plus qu'un **souvenir**.

Après la démocratisation de l'information grâce à internet, la démocratisation de l'électricité grâce à l'Internet de l'énergie, la démocratisation de la production grâce à l'imprimante 3D open source, la démocratisation des études supérieures grâce aux MOOC et la démocratisation des échanges grâce à l'économie participative, l'éventuelle **démocratisation de la santé** grâce au web apporte une contribution supplémentaire à l'économie sociale, faisant du communal collaboratif une force capable d'affecter davantage la vie de la société.

10. Les nouveaux soins communautaires en Italie dans le secteur public

Antonio Magi

Les processus de développement des systèmes de santé des pays occidentaux sont caractérisés par de nombreux facteurs d'**instabilité** qui peuvent rétablir l'évolution des pathologies auxquels les systèmes de santé doivent répondre.

Il ne faut pas oublier l'évolution de certains phénomènes sociaux liés au **consumérisme médical** d'une part et, d'autre part, à la **médecine défensive** qui porte à l'augmentation les examens diagnostics, ce qui a ainsi accéléré la demande et les coûts des systèmes de santé.

Cette spirale a entravé le fragile équilibre entre la dépense sociale et les prélèvements fiscaux, et a entraîné une forte demande de changement.

Il ne faut pas sous-estimer le fait que, de l'analyse des systèmes de santé, souvent imputables à la **bureaucratisation** des procédures de travail, à l'augmentation du **mécontentement** des patients, souvent liée au temps d'attente, à l'apparition d'importantes inégalités de santé et de l'accès aux services de santé, nous sommes confrontés à d'importants changements du processus d'acquisition et de diffusion des connaissances sur les problématiques de santé qui, avec internet, ont connu une profonde transformation.

Ces changements modifient le rapport traditionnel de pouvoir entre le **médecin et le patient**.

Les phases du changement

Les systèmes de santé des pays occidentaux ont fait l'objet d'au moins **trois phases** :

- une **première phase** caractérisée par la séparation et la **compétition**, durant laquelle le système culturel partait du principe que les dynamiques de la concurrence étaient également capables de gérer la production de biens publics, et non seulement celle des biens privés.

En partant de cette approche, une période de réforme a été lancée et a cherché à replacer au sein des services sanitaires la culture et les procédés de production **typiques de l'industrie ou des services de production des biens privés**.

Certains **soutiennent encore que**, dans le domaine des soins de santé, le programme de réforme avait pour but d'introduire des mécanismes typiques du marché et de développer la concurrence.

L'objectif de croissance de l'efficacité et de la compétition entre les différents membres du système de santé a été poursuivi en suivant différentes stratégies, réalisées de manière distincte entre les **différents gouvernements**.

Cependant, ces processus de réforme n'ont pas obtenu les résultats escomptés en matière d'efficacité, et l'introduction de la concurrence n'a pas ralenti l'augmentation des coûts des systèmes de santé, au contraire : les dynamiques de la concurrence ont mis en évidence la difficulté de contrôler ces processus de production.

- une **deuxième phase** axée sur l'**intégration et le contrôle**, en tentant de résoudre les problèmes de régulation publique en déplaçant l'orientation sur les dynamiques du marché et de la concurrence qui avaient fait ressortir d'autres facteurs critiques.

Il a en effet été mis en évidence que la **privatisation** diffuse et l'adoption de logiques purement de marché pour la gestion des services d'assistance de santé avaient montré des problèmes de quatre ordres comme : une distribution territoriale des fournisseurs (privés, à but lucratif ou non) éloignée de l'expression du besoin, le risque d'entraîner une perte d'identité dans le domaine associatif (risque d'isomorphisme par rapport au privé à but lucratif), la discréditation de la fonction de l'État en affaiblissant son rôle d'acteur des processus opérationnels et de garantie contre les risques de désintégration sociale, et une augmentation des inégalités sociales.

En effet, des études économiques ont mis en évidence le **manque d'efficience des dynamiques de concurrence** (ou tout au moins lorsqu'elle devient l'unique stratégie de régulation du système) dans la régulation des systèmes qui régissent la production de biens publics, en concluant que l'introduction de logiques de marché et de privatisation dans la gestion des services de santé a montré la nécessité d'expérimenter d'autres voies, capables de prendre en compte la spécificité des systèmes de santé.

Les éléments critiques ainsi que le débat qui en a résulté ont justement lancé cette deuxième phase de changement. En se déplaçant dans une direction opposée à celle imposée par la première vague (de changement), certains gouvernements ont préféré contraindre le rôle des fournisseurs privés, en réduisant (officiellement ou seulement en pratique) la liberté de choix qui s'applique aux patients. De plus, dans certains pays comme la France, le Royaume-Uni et la Nouvelle-Zélande, il y a eu une **augmentation du pouvoir des autorités publiques** locales en matière de planification et de régulation des soins de santé, et de nouveaux contrôles et obligations ont été introduits dans la pratique de la médecine.

Ces processus, axés sur la recherche d'un **rééquilibre entre les dynamiques de marché et celles de la régulation publique**, ont également pris plusieurs formes dans chaque pays, selon les dynamiques spécifiques des contextes territoriaux (acteurs sociaux ou parfois politiques, leurs rôles et leurs possibilités de revendication, etc.).

Résultat : les **dépenses de santé ont continué d'augmenter** et d'affecter de plus en plus le produit intérieur brut des différents États. D'autre part, les choix des citoyens sont restés limités et, dans de nombreux pays, les citoyens ont exprimé leur mécontentement concernant le fonctionnement des services de santé.

Ces éléments ont fait ralentir les différents mots d'ordre qui avaient caractérisé la période précédente. La tendance à la privatisation et au marché est de moins en moins centrale et on observe une avancée de certaines orientations qui attirent l'attention des décideurs sur une phase ultérieure. Une **troisième phase** concentrée sur la **qualité des services** et sur les droits des patients. Les réformes mises en place, au cours de la période qui va de la fin du siècle dernier aux premières années du vingt-et-unième siècle, dans des pays comme les Pays-Bas, la Nouvelle-Zélande, la Suède, la France et l'Allemagne, offrent certains droits fondamentaux autour desquels il faut repenser les services d'assistance de santé. Il est notamment reconnu le droit d'être informé sur son état de santé et sur les différentes options de soins, d'avoir accès à son propre dossier médical, le droit à la dignité, au respect de la vie privée, le droit à un second avis médical pour le diagnostic, le droit d'exprimer ses plaintes et de ne pas avoir des temps d'attente trop longs.

L'analyse de ce long processus de réforme, qui a accompagné les systèmes de santé des pays occidentaux, met en évidence l'intégration de **caractéristiques variées**, au niveau des délais et des formes. D'autre part, il semble difficile d'identifier l'effet ponctuel des différents facteurs ayant influencé ces dynamiques de changement.

Nous pouvons seulement reprendre une liste d'éléments que plusieurs recherches ont indiqué comme étant des facteurs générateurs des **politiques d'aide sociale**. La structure socio-économique des pays, le système politique d'appartenance, la matrice culturelle qui dirige le comportement et la capacité de revendication des différents acteurs sociaux (les professionnels, les citoyens, les décideurs publics), les caractéristiques et le comportement stratégique du tiers secteur et des entreprises à but lucratif, sont tous des facteurs qui participent à l'élaboration des grandes lignes ayant influencé le processus de réforme.

La reconsidération du processus de changement permet également de constater qu'il s'agit d'un changement endogène visant à améliorer l'efficacité du système global et qui, à ce titre, **ne prend donc jamais la forme du changement structurel**.

Ce qui se profile à l'horizon des systèmes de santé dans les différents pays est une **nouvelle étape** dans le processus de réforme. Les changements effectués ou en cours de mise en œuvre présentent une discrète discontinuité par rapport au parcours de réforme des dernières années.

Le changement structurel : vers les soins communautaires

En analysant les processus actuels de réforme, on peut facilement remarquer que les mots clés appellent souvent à un **déplacement** du centre du processus de soin, de l'**hôpital au territoire**, et que les mots clés les plus utilisés dans le débat et par les instruments réglementaires sont : **Primary care et soins de santé primaires**.

Le débat et les expériences réalisées indiquent que ces termes sous-entendent (et évoquent) un **changement de paradigme**, autour duquel les processus et les dynamiques de soins du processus de soins se redéfinissent. Il semble aujourd'hui moins difficile d'imaginer un nouveau paradigme des activités de soins de santé qui se référerait aux soins communautaires.

Dans cette perspective, nous pouvons imaginer que l'innovation doit être analysée selon les **dynamiques entre le médecin et le patient**, ou entre les différents professionnels et entre les différents acteurs de la communauté. La spécification de ces trois directions de l'innovation incite à adopter le terme de **soins communautaires** (Community Care) comme une référence capable de représenter la complexité des directions qui doivent être prises en compte.

Aujourd'hui, nous pouvons proposer de considérer : « les activités de soins de santé axées sur l'**usager** » comme étant le point de changement des relations entre ceux qui fournissent et ceux qui reçoivent la prestation ; « le travail en **équipe** » comme la voie à suivre pour changer les relations entre les professionnels ; et la « **gouvernance en réseau** » comme processus de gouvernement des dynamiques dans la communauté.

Soins primaires et innovation

étant le point de changement des relations entre ceux qui fournissent et ceux qui reçoivent la prestation ; « le travail en **équipe** » comme la voie à suivre pour changer les relations entre les professionnels ; et la « **gouvernance en réseau** » comme processus de gouvernement des dynamiques dans la communauté.

	Innovation sociale	Innovation technologique
Rapport médecin-patient (implication dans le parcours de soins)	ACTIVITÉS DE SOINS CENTRÉES SUR LE PATIENT • approche holistique • Identité professionnelle et équilibrage entre la médecine factuelle (Evidence Based Medicine) et la médecine narrative (Narrative Based Medicine) • responsabilisation	• dossier médical électronique • réseaux sociaux
Relations entre les professionnels Médecin traitant, spécialistes territoriaux, autres professionnels de santé et intégration avec l'hôpital	COORDINATION ET INTÉGRATION PROFESSIONNELLE (horizontale et verticale) • identité et intégration professionnelle • travail en équipe • gestion de la chronicité	• dossier médical partagé • réseaux sociaux • et méthodes de recherche

Relations avec (et pour) la communauté	TRAVAIL COMMUNAUTAIRE • Intégration des politiques • promotion de la santé • réduction des inégalités de santé • gouvernance en réseau	• réseaux sociaux • et démocratie

Pour conclure sur leur définition du modèle centré sur le patient, **cinq** aspects fondateurs peuvent être proposés, liés à la nécessité de :

— considérer la **personne dans son intégralité**, en prêtant attention à la dimension biologique, psychologique et sociale ;

— garder à l'esprit que le patient est une **personne unique** avec des perceptions et des façons d'analyser son état de santé ;

— **partager le pouvoir et les responsabilités**, en plaçant l'accent sur les préférences des patients et sur la nécessité d'échanger les informations et d'impliquer le patient dans le processus qui porte au choix des soins ;

— prêter attention à la construction du rapport d'**alliance thérapeutique** qui est fondée sur le partage des objectifs à poursuivre ;

— garder à l'esprit que le **médecin est également une personne**, influencé dans sa pratique professionnelle, également par ses propres qualités personnelles et sa subjectivité.

Lorsque le médecin cherche à appliquer les résultats de la recherche scientifique au cas clinique qui se présente devant lui, il se créé immédiatement une sorte de **dissonance cognitive**. La dissonance est produite par l'impossibilité de prendre en compte la complexité et l'unicité de l'individu.

L'antinomie entre la dimension clinique abordée par l'analyse des symptômes et poursuivie par l'interprétation des paramètres sur des bases **statistiques**, la dimension systémique du fonctionnement d'un corps humain et la reconstruction personnelle du vécu de la maladie par le patient, nécessitent une reconstitution **holistique**.

La complexité de ce processus est induite par l'association de certains facteurs qui influencent le processus de soins. Nous pouvons notamment parler de comparaison entre la **segmentation des informations cliniques** et la nécessité de les considérer (et d'en définir la pertinence) d'un **point de vue global**, mais aussi de comparaison entre l'interprétation des données (objectives ou subjectives) cliniques par le médecin ou par le patient selon l'expérience personnelle, qui contient également des implications émotionnelles ou cognitives fortement différenciées.

Ces éléments de complexité, révisés à la lumière d'une approche centrée sur le patient, mettent en évidence le besoin de construire un processus de soins qui associe la contribution « analytique » fournie par les preuves (propres à la culture de la **médecine factuelle**) et la contribution « compréhensive » fournie par la reconstruction des caractéristiques originales inhérentes aux histoires personnelles (**médecine narrative**).

On retrouve un autre élément de complexité lié au choix, qui découle de la logique de l'intervention centrée sur l'usager d'accorder une grande importance aux processus de **communication** entre la personne qui fournit la prestation de soins et celle qui la reçoit.

L'efficacité des soins de santé et des processus de promotion de la santé dépendent de la capacité à résoudre positivement les doutes qui caractérisent les **situations complexes**.

La profession médicale a construit son identité et ses codes autour de **connaissances spécialisées** qui se sont montrées particulièrement pertinentes pour le développement de systèmes dans le secteur territorial et le secteur hospitalier spécialisé.

Ce développement de l'identité et des connaissances ont conduit à considérer (par les usagers, mais également par les professionnels de santé) des médecins spécialistes territoriaux et hospitaliers, selon leurs compétences logistiques, comme les acteurs du véritable savoir, et les médecins **territoriaux généralistes comme des subordonnés bureaucratiques et organisationnels** du système et qui, en Italie, cherchent à inverser la situation en donnant des compétences spécialisées à qui n'en a pas au lieu de réunir les différentes compétences généralistes et spécialistes au sein de plusieurs équipes pour le bien commun du patient/usager.

Cette représentation certainement simpliste des identités professionnelles a été déstabilisée par la **Charte d'Ottawa**[94] qui réaffirme la centralité du territoire et la nécessité de compléter des connaissances spécialisées par une approche holistique qui considère les personnes dans leur ensemble. Jusqu'alors, ces connaissances ont été perçues par les professionnels, mais également par les usagers des services, comme hiérarchiquement séquencées, et c'est pour cette raison que beaucoup pensent que les véritables connaissances concernent le secteur hospitalier spécialisé.

Ces stéréotypes culturels tendent à créer l'idée de professionnels (notamment les médecins) de **première** ou de **seconde classe** où, bien évidemment, la première classe est représentée par le savoir hospitalier spécialisé. Un autre élément qui différencie les cultures professionnelles de la santé concerne le cadre organisationnel.

---

94 Concept établi au cours de plusieurs époques historiques, codifié par la Charte d'Ottawa pour la promotion de la santé. Plus de 20 ans après elle représente un document important et contemporain de référence pour le développement des politiques en matière de santé https://it.wikipedia.org/wiki/Promozione_della_salute consulté le 1er novembre 2015

En **Italie**, on parle d'une part de médecin hospitalier et, d'autre part, de médecins qui interviennent sur le territoire (médecins de médecine générale, médecins traitants, de pédiatres, ou de spécialistes en cabinet). Dans le premier cas, celui des médecins hospitaliers, il s'agit de professionnels qui interviennent en tant que salariés de systèmes organisationnels complexes, tandis que dans le deuxième cas, il s'agit de professionnels libéraux habituées à travailler seuls (médecins traitants et pédiatres) et de « parasalariés » qui interviennent au contraire au sein de systèmes organisationnels territoriaux semblablement et conjointement au salariés (spécialistes en cabinet).

Bien évidemment, les cultures organisationnelles et les habitudes en matière de gestion de la vie professionnelle quotidienne varient énormément pour les **médecins généralistes** et les **pédiatres**. L'autonomie décisionnelle, le rapport avec l'autorité et le pouvoir, le besoin de partage et d'organisation du temps varient énormément et, en conséquence, contribuent à développer des compétences organisationnelles différentes. Ces différentes cultures organisationnelles et identités professionnelles n'ont pas développé au cours du temps des capacités d'intégration mais, au contraire, de la méfiance et peu de légitimité réciproque. Le développement d'un système territorial ne peut se faire sans une légitimité réciproque des professionnels du secteur ni sans une redéfinition de connaissances intégrées, capables d'intégrer les spécialisations.

Identités et Professions

	Hôpital	**Territoire**
Nature des connaissances	Spécialisé	Holistique
Relations professionnelles	Intra-professionel (parmi les connaissances spécialisées)	Inter-professionnel (par les professions et les organisations)
Culture	Profession et organisation	Profession

Les mots clés sur lesquels se joue la centralité du territoire pour les activités de soin découlent donc de la légitimité de connaissances holistiques qui doivent être capables d'intégrer les différentes connaissances et perspectives des professionnels pouvant être impliqués.

On peut parler d'**intégration** (opérationnelle) entre les professionnels en ce qui concerne les pratiques de contrainte par les professionnels qui doivent donc intervenir sur le même cas.

Les expériences d'innovation concernent l'intégration entre les médecin de médecine générale et les médecins spécialistes qui travaillent sur le territoire, réunis au sein de structures fonctionnelles (AFT, **Aggregazioni Funzionali Territoriali**, Organisations fonctionnelles territoriales) ; entre les médecins de médecine générale et les spécialistes territoriaux qui travaillent sur le territoire et prennent en charge la chronicité (Collaboration entre AFT de MG et AFT des spécialistes territoriaux) et les médecins qui travaillent à l'hôpital et interviennent (majoritairement) dans les situations de maladie grave ; entre tous les médecins du territoire (MG, pédiatre, spécialiste territorial) avec d'autre acteurs sanitaires et professionnels de santé, en général, avec les acteurs sociaux, éducatifs, etc. qui interviennent dans les activités de soins présentes sur les territoires (UCCP, Unità Complesse di Cure Primarie, Unités complexes de soins primaires) ou dans les structures hospitalières (H).

La centralité des **processus d'intégration**, ainsi que la nécessité de repenser le paradigme qui caractérise les professions sanitaires vers des logiques de type holistique sont, du reste, bien présente au sein des expériences d'innovation des services de soins de santé primaires.

Les motivations intrinsèques aux activités de soins sont liées à :

    – L'importance de l'échange entre les médecins de base et les spécialistes, selon la situation du patient ;

    – Le développement du tutorat et de la formation ;

    – La mise en place d'activités de prévention contre la consommation abusive d'alcool et le tabagisme ;

    – la prévention contre l'obésité ;

    – l'implication dans les réseaux de soins ;

    – La satisfaction de l'activité professionnelle ;

    – Le travail ressenti comme professionnellement valorisant ;

    – La participation aux pratiques d'évaluation professionnelle.

Mais les éléments qui semblent les plus à même de définir l'identité sont liés à l'activité d'**intégration entre les médecins de base et les spécialistes**, et à l'activité de **prévention**. Ces deux éléments sont sans nul doute des indicateurs d'un changement d'orientation, qui transfère le centre de l'identité, de la spécialisation à l'intégration des compétences, et des soins à la prévention. Ce passage à une recomposition des connaissances ne concerne cependant pas seulement l'identité professionnelle, mais également les répercussions sur les processus organisationnels qui dirigent le parcours de soins. Dans cette perspective, le développement du travail en équipe devient crucial.

En définitive, du point de vue des patients, le travail en équipe présente de nombreux points positifs qui renforcent l'importance de considérer cet aspect comme un des éléments essentiels de la médecine territoriale. Cette analyse, soutenue par une discrète analyse de la littérature, nous pousse à soutenir le fait qu'une organisation d'**équipe** permette de produire :

- de meilleurs résultats en matières de santé ;
- une réduction des temps d'attente ;
- une meilleure qualité des soins ;
- un meilleur niveau de responsabilisation par le client ;
- une meilleure satisfaction des usagers ;
- une réductions des visites auprès des médecins ;
- une réduction des hospitalisations ;
- une diminution de la consommation de médicaments par les patients ;
- une augmentation des soins préventifs ;
- des comportements plus sains ;
- une augmentation du nombre de diagnostics précoces.

Des études menées au **Royaume-Uni, en Australie et au Canada** sur l'activité des médecins de médecine générale montrent également que le travail de groupe, associé à d'autres figures spécialisées et à des professionnels non médicaux, permet d'offrir une meilleure capacité de gestion pour certaines pathologies chroniques (par exemple le diabète, la gestion de l'asthme, l'hypertension, etc.).

À l'origine de ces effets, les recherches montrent que l'on retrouve le **partage des responsabilités**, l'attention portée à l'ensemble de la personne, et une attention accrue portée aux activités de prévention.

Les mécanismes qui portent à de **meilleurs résultats** en termes d'effets peuvent être expliqués par le fait que :

- la présence de plusieurs professions permet une distribution entre tous les membres du groupe de travail. En particulier, cela permet de libérer les médecins du travail organisationnel et des activités caractérisées par une complexité clinique mineure, avec des effets notables en matière d'efficience et d'efficacité ;

    – le développement des activités de coordination et d'intégration qui permettent d'affronter de manière plus efficace les problèmes de comorbidité ;

    – la possibilité de confronter des connaissances et des compétences permet d'améliorer la qualité clinique ;

    – des effets d'échelle sont générés au cours du temps. Il est en effet possible d'envisager plusieurs services pour un même patient, pour le même rendez-vous ;

    – l'intégration entre les médecins de médecine générale et les spécialisation qui interviennent sur le territoire.

Certaines études montrent cependant des **risques d'inefficacité** liés à la difficulté de travailler ensemble et à l'augmentation de la complexité des processus organisationnels. En d'autres mots, il ne suffit pas de construire des processus formellement intégrés, mais il faut créer une culture du travail de groupe.

D'ailleurs, la centralité du territoire ne signifie pas seulement un déplacement des soins, mais cela implique également un changement de perspective dans le travail des professionnels qui prennent à leur charge non seulement l'apparition d'une maladie chez une personne, mais qui développent également une attention à la construction des conditions qui favorisent le développement d'une vie saine pour la communauté. Dans cette perspective, le **débat entre les soins primaires (Primary Care) et les soins de santé primaires (Primary Health Care)** a une longue histoire et a participé au développement du concept de soins communautaires.

Afin de « prendre en charge la santé de la communauté », la littérature montre que les soins primaires peuvent jouer un rôle fondamental dans la promotion de la santé et dans la réduction des inégalités de santé. Toutefois, prendre la décision des soins communautaires pose le problème de l'**intégration** entre les différents acteurs qui composent le réseau des services territoriaux et, en conséquence, des processus de gouvernement capables de conduire l'action des différents acteurs vers le développement de la santé du territoire et de ses habitants.

Cette approche semble cohérente avec l'indication de l'OMS qui parle de « **health in all policies** », « la santé dans toutes les politiques ». Cette approche consiste à attribuer aux professionnels qui interviennent dans le système des soins primaires un rôle central dans ce processus. Ce rôle permet d'activer les ressources de la communauté, en les dirigeant vers la promotion de styles de vie sains, et de promouvoir des politiques cohérentes avec le développement de la santé des citoyens.

La nécessité de déplacer le centre du système de santé vers le territoire **se heurte aux systèmes de pouvoir** et à la culture qui caractérise le système de santé dans sa phase de développement et qui démontre la forte différentiation du contexte hospitalier-territorial.

Du point de vue des processus de gouvernement, le **territoire et l'hôpital** sont caractérisés par des dynamiques et des cultures de contexte fortement différentiées.

L'**hôpital** a évolué en suivant la logique des grandes organisations (fordiste) et de la culture qui a caractérisé les connaissances médicales, c'est à dire la spécialisation. Ce système culturel et structurel a mené à des systèmes organisationnels relativement fermés, **hiérarchiques**, verticaux, et de pouvoir.

Les dynamiques difficiles concernent l'évolution des situations épidémiologiques, des connaissances cliniques et des technologies, mais les dynamiques sociales et les changements des systèmes de préférence des acteurs sociaux se montrent relativement **peu aptes à démarrer le changement**. Le caractère fermé et stable a deux implications.

La première concerne les dynamiques des acteurs et la distribution du pouvoir. Les acteurs clés qui déterminent les processus de gouvernement sont, en effet, les cadres et les professionnels. Il existe certainement des **dynamiques d'influence politique**, mais elles concernent majoritairement la nomination des organismes d'orientation stratégique et, pour le reste, elles suivent des dynamiques de type informel. La capacité d'exercer une influence sur les processus réels, de la part des forces sociales, des citoyens et des administrations locales est certainement inférieure.

La deuxième concerne les dynamiques organisationnelles qui sont caractérisées par une culture de type **hiérarchique** et par une structure segmentée en raison d'une spécialisation progressive des connaissances scientifiques et des dynamiques de pouvoir entre les groupes professionnels.

Les différences de contextes et de gouvernance en réseau

	Hôpital	**Territoire**
Ouverture du système	Faible	Élevée
Complexité	Relativement faible	Relativement élevée
Relations entre les acteurs	Hiérarchie	Réseau
Acteurs clés	Cadres, professionnels cliniques, (politiques, région)	Politiciens (régionaux ou locaux), cadres, professionnels cliniques, citoyens, tiers secteur
Intégration	Segmentation et spécialisation	Coordination professionnelle

Le **territoire** présente donc des caractéristiques résolument différentes.

Il s'agit avant tout de systèmes nécessairement plus ouverts et intéressés par les dynamiques sociales qui caractérisent les contextes locaux.

La gamme des dynamiques qui activent la demande est certainement plus large, souvent liée à la présence de conditions de malaise social qui ne sont pas toujours facilement rattachées à une situation nosologique évidente.

Cette importante variation de la demande est également temporelle car les changements sociaux se répercutent plus directement dans la définition de conditions de malaise qui activent une demande d'intervention sanitaire et sociale. La large gamme d'activation de la demande et l'aspect souvent pluridimensionnel qui l'accompagne ont comme corollaire la complexité du système, liée à la présence simultanée de plusieurs acteurs qui peuvent être impliqués : de plus, ces acteurs n'appartiennent pas tous au système de santé mais interviennent de manière autonome dans le même champ d'action.

Il en résulte que les dynamiques organisationnelles qui caractérisent les relations entre ces acteurs ne sont pas hiérarchiques, mais rappellent la métaphore des **réseaux**.

Complexité élevée, grande ouverture du système territorial et dynamique de réseau impliquent une configuration différente des acteurs impliqués et des dynamiques de pouvoir qui les relient.

La variabilité des situations, l'aspect pluridimensionnel des facteurs à l'origine de la demande et la conséquente réduction de l'incidence des connaissances spécialisées remettent en cause les rôles et les relations de pouvoir entre les différents acteurs. Il en résulte que la dimension politique, également dans le cadre des articulations territoriales (pouvoirs locaux) finit par occuper une place plus importante dans les décisions stratégiques, mais également parfois dans les décisions opérationnelles. En dehors des dynamiques hiérarchiques, en fait, les rôles se montrent plus dynamiques et moins structurés en termes de postes de pouvoirs.

Pour se pencher sur le problème des dynamiques de gouvernance, il convient de rappeler les dynamiques qui caractérisent les processus de différentiation et d'intégration.

Là encore, la nature pluridimensionnelle des problèmes requiert une forte intégration multi professionnelle qui n'a lieu que lorsque les professions impliquées utilisent des structures linguistiques et sémantiques compatibles et qui interviennent sur la base d'une légitimité réciproque. Ces conditions sont le résultat d'une réflexion sur la construction du sens, fondée sur une refonte commune des expériences.

La différenciation des contextes exige que le processus de gouvernance territoriale prenne des formes et utilise des processus spécifiques, capables de représenter leurs différentes caractéristiques. En d'autres mots, les systèmes de santé ne peuvent pas imaginer **coloniser les territoires** avec la même culture gouvernementale utilisée pour la gestion des systèmes hospitaliers. C'est là que se situe la plus grande difficulté du processus de changement entrepris, qui doit consolider au sein de ce système les processus de gouvernement qui prennent des caractéristiques et des logiques différentes, tout en devant s'intégrer les uns avec les autres.

Un des éléments de complexité des systèmes de santé est certainement lié à l'importance de la **technologie** dans les processus organisationnels.

Cet élément est présent à l'hôpital, de façon plus importante encore que dans tout autre système organisationnel, et constitue un des facteurs de difficulté et de stimulation au changement.

À cet égard, la reconfiguration organisationnelle nécessite non seulement la prise en considération de la nécessité de s'aligner sur le changement des besoins, mais également de combiner cette exigence avec les possibilités (offres) des changements technologiques. Cela souligne le fait que non seulement la demande en soins de santé a changé, mais que le rôle des technologies a également évolué. En effet, initialement, les technologies soutenaient le processus diagnostic et thérapeutique, mais la révolution du web a changé le scénario, et les technologies exercent aujourd'hui une influence sur toutes les dynamiques du processus de soins. En d'autres mots, les réflexions sur l'innovation du paradigme des soins de santé primaires ne peuvent se passer de placer ces innovations au sein du processus de transformation permis et conduit par la **eHealth** (cybersanté).

Certaines études ont réalisé une analyse intéressante du débat sur le changement des systèmes de santé par l'application des nouvelles technologies de eHealth. Dans leur travail, ils ont donné une grande importance à ce processus, car ils affirment que les dynamiques de la communication, observées comme un processus social caractérisé par un contenu technologie important, constituent un élément fondamental du processus de changement des systèmes de santé. Selon ces auteurs, les stratégies de eHealth ont de grandes chances d'avoir des incidences notables sur la santé mais, **pour entraîner de réels effets, il est nécessaire** :

> – qu'elle soient organisées pour optimiser la communication **interactive** avec les usagers et pour encourager leur **implication** active dans les soins et la promotion de la santé ;

> – qu'elles soient conçues de façon efficace et transparente, **en croisant plusieurs plateformes** de communication et en faisant le lien entre les populations et les utilisateurs ;

> – qu'elles soient structurées pour engager les personnes **en partant de leurs intérêts et de leurs émotions**, ainsi que pour répondre à leurs propres besoins en matière d'information.

De par l'analyse des effets produits par l'innovation au sein des dynamiques de communication entre les acteurs impliqués dans les soins primaires, il est facile de constater que les technologies apportent des changements dans trois processus fondamentaux :

  – le premier concerne la mise en place de connaissances du point de vue **clinique** (la disponibilité des données et des connaissances avec pour conséquence l'obsolescence rapide du savoir) ;

  – le deuxième concerne l'intégration des connaissances sur le patient, grâce au partage des données ou à l'élaboration de **bases de données** sur un individu (même entre des professions proches) ;

  – le troisième, peut-être le plus intéressant, concerne la modification de la **relation entre le médecin et le patient** et du déséquilibre d'information et de pouvoir qui les lie.

Ce changement est certainement influencé par deux aspects : la possibilité que chaque personne **ait à disposition, grâce au support numérique**, toutes les informations cliniques qui la concernent ; la diffusion d'Internet et des possibilités d'échange d'informations et d'expériences contribuent à former les connaissances que chaque individu utilise dans les processus de gestion de sa santé. Les recherches se sont davantage intéressées par la disponibilité de ressources d'informations en ligne, grâce auxquelles le patient élabore ses connaissances et établit une relation avec le médecin dans une position plus confortable. Par ailleurs, face à cette tendance, il faudra également se poser la question des effets de ces dynamiques sur les inégalités de santé. Il s'agit d'aller étudier si l'utilisation différenciée d'Internet selon la classe sociale, le revenu, le niveau de scolarisation et la catégorie professionnelle finit par renforcer les différences de ressources (culturelles de même que sociales et économiques) qui influencent l'utilisation actuelle des systèmes de santé.

Un sujet intéressant et récemment entré dans le débat est celui des réseaux sociaux pour la construction du savoir. Paradoxalement, nous pouvons supposer que face à une dévalorisation du système de santé, il faut considérer que les informations présentes en ligne ont plus de capacités à influencer les comportements (comme les groupes de pression contre les vaccinations, etc.). Ces éléments posent le problème de la **frontière incertaine entre le vrai et le vraisemblable**, ainsi que de la construction de stéréotypes répandus et (par définition) non vérifiés.

Les échanges d'information et le processus de formation des connaissances produit par les **réseaux sociaux** finissent par jouer un rôle complémentaire pour l'échange d'informations avec le personnel de santé, et de ce point de vue Internet représente une ressource importante dans le processus de **responsabilisation** du patient et présente une fonction importante dans le processus de construction de la santé.

Mais on peut également entrevoir le revers de la médaille, c'est à dire l'effet de construction de   croyances fondées sur des informations partielles ou non scientifiquement acceptables. Dans ce cas, nous pouvons parler d'un processus de construction des connaissances en concurrence avec celles fournies par le système de santé. Ce type de connaissances se fonde sur la diffusion de stéréotypes construits à partir de tendances cognitives « émotionnellement et non rationnellement partagées ». Les réseaux sociaux représentent un moyen de communication qui augmente de façon verticale la vitesse des processus de communication, indépendamment de la fiabilité des connaissances échangées. Les recherches affirment que ces deux processus contribuent à renforcer les connaissances des patients et à influencer le changement de la relation entre le médecin et le patient. En effet, dans les deux cas, on observe un **changement de la relation et du processus de communication** sur lequel doit travailler le médecin.

Les réseaux professionnels et les réseaux relationnels risquent en effet de présenter peu de points de contact (il serait également utile dans ce cas d'étudier les réseaux selon les appartenances, par ex. : catégorie professionnelle plus élevée = réseaux plus mixtes ; ou alors ce sont les réseaux professionnels qui se montrent davantage mixtes ?) et les professionnels des soins de santé primaires peuvent jouer un rôle fondamental comme connecteurs de ces différents réseaux. En effet, ce sont les acteurs qui doivent le plus intervenir auprès des citoyens qui sont également confrontés à leur culture de la santé et qui peuvent jouer un rôle fondamental (également grâce aux processus de **responsabilisation**) dans la construction des connaissances des patients en matière de santé.

Vers les soins communautaires (Community Care)

En définitive, la révision des expériences et du débat en cours permettent d'identifier certains des éléments autour desquels s'articule le nouveau paradigme de référence pour l'innovation des soins communautaires.

À cet égard, plusieurs points sont importants :

- développer le partage des **infrastructures informatiques** qui permettent de mettre en réseau tous les acteurs du système sanitaire et sociale ;

- activer la formalisation des processus d'aide en adhérant à des lignes directrices communes et à des PDTA (Percorsi Diagnostico Terapeutici Assistenziali, Parcours d'aide au diagnostic thérapeutique) pour des **pathologies chroniques** à forte incidence.

- identifier les **indicateurs** de processus et de résultats qui permettent l'évaluation et la vérification des performances ;

- mettre en place l'**audit clinique**, aussi bien individuel que de groupe ;

- réaliser des **activités de formation** et d'accompagnement des processus de changement visant la construction d'une culture de travail partagée entre plusieurs professions et unités organisationnelles ;

- clarifier les **responsabilités** du niveau territorial, notamment à l'égard de l'attribution d'un **budget** à la médecine de groupe, à la programmation des interventions régionales, aux performances et à la vérification des résultats.

Enfin, la littérature suggère que les éléments autour desquels s'articule le nouveau paradigme ont des répercussions sur certains processus centraux des activités de soins. Placer **le pa-tient au centre** et construire un processus d'intervention de type holistique requiert en effet :

    – un renforcement du rôle du patient et le développement de sa capacité à participer activement à la gestion de sa santé. Dans cette perspective, la **responsabilisation** du patient devient un objectif central qui mène la relation entre celui qui fournit le soin et celui qui reçoit l'intervention ;

    – de **repenser la classification** de la condition de santé ou de maladie. Là encore, la littérature montre que les acteurs qui interviennent avec une logique holistique finissent par se retrouver en difficulté pour classer les conditions de santé des personnes dans des systèmes centrés sur les symptômes, même s'ils sont intégrés dans un enregistrement des conditions sociales et environnementales pour lesquelles cette condition s'applique.

Ces deux aspects représentent les éléments fondamentaux pour parvenir au renforcement des changements de relation entre les fournisseurs et les bénéficiaires des soins, mais en permettant également de disposer les relations et les échanges d'information entre professionnels sur des bases différentes, moins dépendantes de la logique de la spécialisation hospitalière, et plus orientées vers la **globalité** de la personne.

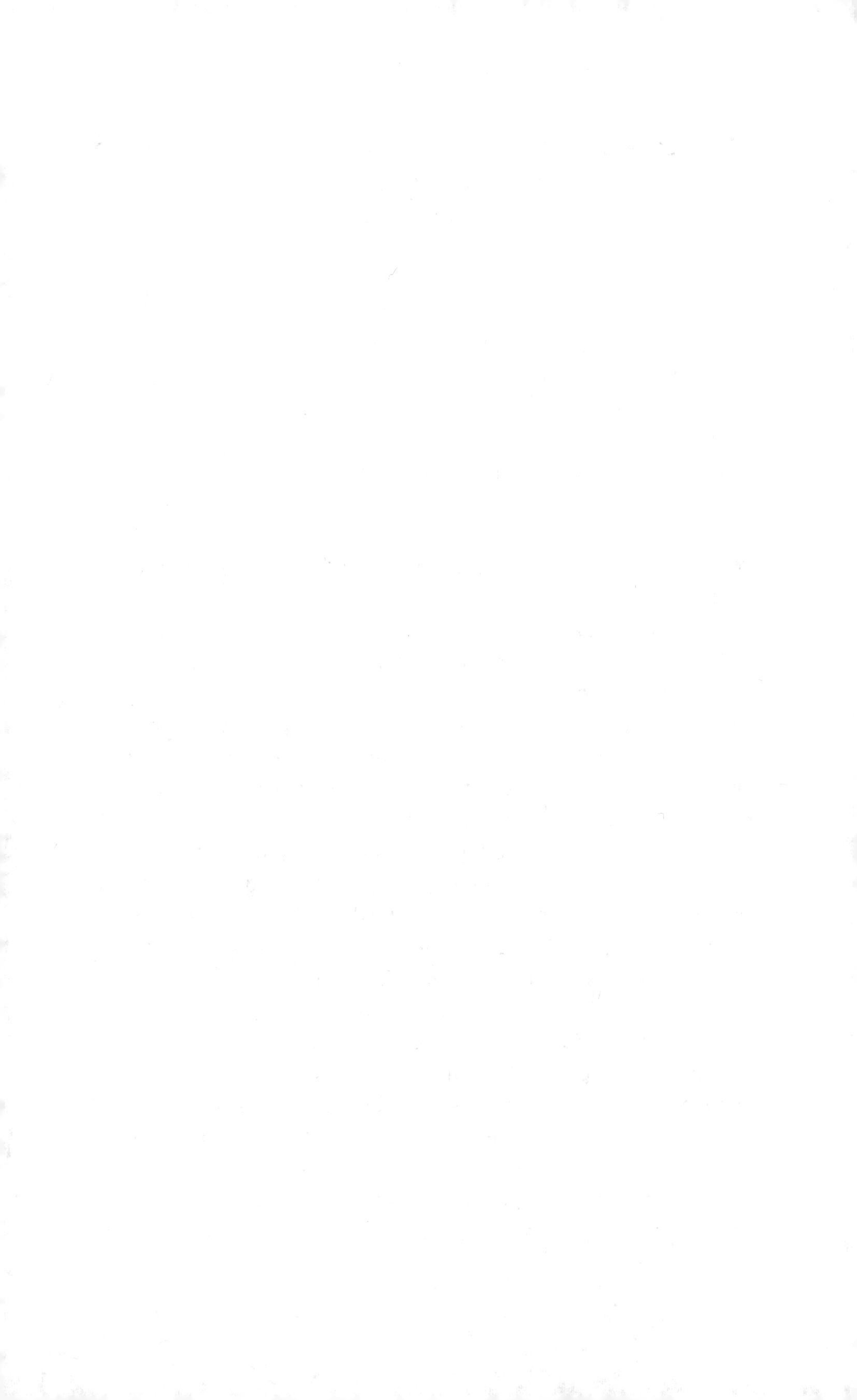

11. Les technologies numériques dans le domaine de la chirurgie

Alessandro Anselmo

L'étude de la chirurgie par les textes traditionnels a été révolutionnée au moyen de la technologie numérique qui a permis la naissance de l'**anatomie pathologique** et de la **planification préopératoire**.

Aujourd'hui, les images informatisées et numériques sont capables de nous indiquer le **volume** de chaque organe ou de ses segments (par exemple un segment hépatique) ainsi que l'afférence artérielle ou veineuse correspondante, qui comprend le drainage biliaire.

La technologie a donc modifié l'anatomie de par la façon de l'étudier, grâce à l'**apprentissage**, en permettant à un logiciel installé sur un tablette de visualiser par exemple le système digestif de façon interactive, avec la possibilité d'isoler un seul organe, d'effacer les organes voisins, de représenter les liens, les os, en permettant de mettre en transparence un organe, de le tourner, de le visualiser en trois dimensions.

Avec les systèmes pédagogiques traditionnels, le temps d'apprentissage est certainement plus lent tandis qu'avec les nouveaux systèmes numériques l'acquisition de connaissances est beaucoup plus rapide et permet aux nouvelles générations de chirurgiens de **visualiser en trois dimensions des patients réels** au cours d'une intervention chirurgicale.

La visualisation est déjà possible en phase de **planification préopératoire**, permettant ainsi au chirurgien de connaître immédiatement les rapports entres les organes. Par exemple, il peut ainsi étudier parfaitement avant l'intervention une tumeur à retirer ainsi que les structures anatomiques voisines.

Il est aujourd'hui possible de **voir par avance** le plan de résection avec la possibilité, par exemple dans le cas d'une résection hépatique, de connaître exactement les vaisseaux sanguins rencontrés lors de l'opération.

Une **chirurgie laparoscopique** est une technique chirurgicale qui prévoit une intervention chirurgicale abdominale sans ouvrir la paroi abdominale et qui offre une chirurgie minimalement invasive grâce à de petites incisions. Cette méthode a modifié les délais de récupération du patient en réduisant le temps de l'hospitalisation.

Dans les situations compliquées, la chirurgie laparoscopique peut être complétée par un dispositif manuel (**laparoscopie hand assisted**) qui aide le chirurgien à introduire une main dans l'abdomen, afin de permettre un contrôle total et la gestion des structures vasculaires, permettant ensuite l'extraction de la pièce opératoire. Avec ces techniques micro-invasives, le patient peut sortir dans la journée même.

La chirurgie micro-invasive peut être réalisée en trois dimensions en utilisant des **lunettes 3D**.

La **vision en trois dimensions** augmente l'exactitude et la précision grâce à une meilleure qualité d'image, elle améliore également la perception de profondeur du champ et optimise les sensations tactiles, elle réduit les complications, les coûts des séjours hospitaliers, et permet une meilleure ergonomie et une réduction du stress pour le chirurgien.

Lorsque j'opère en chirurgie traditionnelle **2D**, je dois faire travailler mon cerveau pour reconstituer avec de petits mouvements une troisième dimension que je ne vois donc pas. Avec la chirurgie **3D**, mes gestes sont beaucoup précis et assurés.

Nous pouvons imaginer qu'entre la chirurgie traditionnelle et la chirurgie numérique il existe la même différence que celle entre un film noir et blanc de Charlie Chaplin et la vision **3D** **d'Avatar**.

Les innovations numériques ont porté à la **chirurgie robotique** ayant la même résolution 3D que celle utilisée pour les laparoscopies, mais qui reproduit surtout toutes les articulations de la main humain grâce à un outil de 3-4 mm. Cette main artificielle se déplace dans le corps de manière précise et déterminée.

Il manque encore l'aspect tactile, le chirurgien travaille avec un **joystick**, un dispositif manuel qui doit être connu dans la pratique pour sa force amplifiée.

L'avantage de la robotique est que le chirurgien n'est pas obligatoirement à côté du patient, mais il peut se trouver éloigné, comme par exemple dans une pièce à proximité ou même dans une **autre ville** située à plusieurs kilomètres de distance.

La téléchirurgie est rendue possible grâce à un système de connexions, par exemple par satellites, et cela peut poser plusieurs problèmes :

- besoin d'une connexion stable
- aspects médico-légaux de l'absence du chirurgien auprès du patient
- coûts élevés de gestion
- gestion du secret médical et des images
- prévoir la possibilité d'un chirurgien à disposition en cas d'urgence (par exemple la lésion accidentelle d'une artère).

La première intervention remonte à **2001**, avec des chirurgiens présents à New-York et un patient situé à Strasbourg. Puis en 2004 une intervention a été réalisée par la NASA avec l'hypothèse d'un environnement sous-marin.

La chirurgie robotique s'applique idéalement dans les **situations d'urgences lors de conflits**, car elle permet les secours sur les champs de bataille et les navires militaires au moyen d'un robot, ce qui assurerait la sécurité du chirurgien expert, éventuellement civil, capable d'opérer à distance.

Les exemples les plus simples de téléchirurgie sont représentés par le **télémonitorat**, c'est à dire la présence d'un expert en salle opératoire grâce à des outils de télécommunication, de façon à guider les chirurgiens. Le télémonitorat est la pratique de développement de relations d'accompagnement, de monitorat entre des chirurgiens peu experts et d'autres plus experts, grâce à des outils de télécommunication.

Le futur s'oriente vers la reconstruction 3D d'organes devant être remplacés, grâce à la **réalisation** de ces **organes** avec les **imprimantes 3D**.

L'**holographie** est une technologie optique de mémorisation d'une information visuelle sous la forme d'un ensemble de franges d'interférences utilisant de la lumière laser cohérente, correctement projetée. L'image créée par les franges d'interférence est caractérisée par une **impression** de **trois dimensions**.

L'étymologie du terme « holographie » dérive du grec antique ὅλος, holos, « tout », et de γραφή, grafè, « écriture », ce qui signifie littéralement « je décris tout ».

La société israélienne RealView est parvenue à réaliser une intervention cardiaque au cours de laquelle les médecins ont pu visualiser l'**hologramme 3D du cœur du patient**[95].

Comme l'a indiqué le Dr Elchana Bruckheimer qui a réalisé l'opération en 2013 : « Le système de RealView m'a permis de travailler **en direct avec l'hologramme** : le cœur virtuel du patient battait dans le creux de ma main. »

Le système permet en effet aux médecins de visualiser le cœur du patient, en temps réel, sur un hologramme disposé en l'air, sans devoir regarder un écran et sans utiliser de lunettes spécifiques.

Shaul Gelman, président, fondateur et VP de RealView Imaging explique également que les hologrammes sont interactifs : ils peuvent être tournés, zoomés et coupés avec un pointeur, permettant ainsi de voir à l'**intérieur**.

Avec la naissance de la **médecine holographique**, la future maman peut également rencontrer son enfant avant la naissance.

---

95 http://www.panorama.it/scienza/salute/nuove-frontiere-nella-medicina-ologrammi-3d/ consultato il 17 ottobre 2015

12. Le nouveau paradigme des soins de santé : le modèle collaboratif et le financement participatif

Angelo Barbato

Le **financement** participatif (ou crowdfunding, de l'anglais crowd qui signifie foule et de funding, financement) est un processus collaboratif d'un groupe de personnes qui utilise l'argent réuni en commun pour soutenir les efforts de personnes ou d'organisations. Ils 'agit d'une pratique de micro-financement qui mobilise des personnes et des ressources[96].

Le **terme** tient son origine du crowdsourcing, processus de développement collectif d'un produit. Le crowdfunding peut faire référence à toute sorte d'initiative, de l'aide en cas de catastrophe humanitaire au soutien à l'art et aux biens culturels, au journalisme participatif, jusqu'à l'entrepreneuriat innovateur et à la recherche scientifique. Le crowdfunding est souvent utilisé pour promouvoir l'innovation et le changement social, en abattant les barrières traditionnelles de l'**investissement financier**. Dernièrement, il a souvent été utilisé comme une sorte de remède pour tous les maux et comme une bouée de sauvetage pour les économies touchées par la crise financière[97].

Le **web** est habituellement la plateforme qui permet la rencontre et la collaboration des sujets impliqués dans un projet de crowdfunding. Selon le Framework for European Crowdfunding (Réseau européen pour le financement participatif), « la progression du crowdfunding observée ces dix dernières années résulte de l'augmentation et de l'affirmation d'applications web et de services mobiles, des conditions qui permettent aux entrepreneurs, aux entreprises et aux créateurs de toute sorte; de

---

96 https://it.wikipedia.org/wiki/Crowdfunding consultato 16 agosto 2015

97 Ilya Pozin, "Crowdfunding: Saving the U.S. Economy [Infographic], Forbes, 28 June 2012, http://www.forbes.com/sites/ilyapozin/2012/06/28/crowd-funding-saving-the-u-s-economy-infographic/ consulté le 16 août 2015

pouvoir communiquer avec les communautés pour obtenir des idées, recueillir de l'argent et contribuer au produit ou au service qu'ils ont l'intention de proposer[98].

Chaque année le crowdfunding est une importante source de financement pour un demi millions de projets européens qui n'auraient autrement jamais reçu de fonds pour voir le jour, il s'agit d'une manière d'**offrir des opportunités** même aux petites entreprises. En 2015 on estime que les récoltes de fonds représentent environ 34,4 milliards de dollars[99].

On estime qu'à l'avenir l'augmentation sera considérable (**des millions de milliards d'ici 2020**) grâce au crowdfunding qui trouve tous les éléments nécessaires pour exprimer au mieux tout le potentiel du web 2.0[100].

Parmi les initiatives de crowdfunding on peut distinguer les initiatives autonomes, développées ad hoc pour soutenir des causes et des projets individuels, et les plateformes de crowdfunding.

Celui qui a contribué à la notoriété outre atlantique du crowdfunding est <u>**Barack Obama**</u>, en finançant une partie de sa campagne électorale présidentielle avec les sommes récoltées par ses électeurs, lesquels étaient les principales parties prenantes.

La campagne « Tous <u>mécènes</u> » menée par le <u>**Louvre**</u> est un exemple d'initiative autonome de crowdfunding. Le projet prévoyait 1 million d'euros grâce aux donations des communautés en ligne afin d'acheter le chef-d'œuvre de la Renaissance, <u>Les trois grâces</u>, de <u>Lucas Cranach</u>, à un collectionneur privé.

---

98 De Buysere, K., Gajda, O., Kleverlaan, R., Marom, D. (2012) *A Framework for European Crowdfunding*, <u>http://evpa.eu.com/wp-content/uploads/2010/11/European_Crowdfunding_Framework_Oct_201 2.pdf</u> consulté le 1er novembre 2015

99 Sky TG24 Economia 16 août 2015

100 VASSALLO,W. (2014)'Crowdfunding nell'Era della Conoscenza. Chiunque può realizzare un progetto. Il futuro è oggi'. FrancoAngeli, Milano, 2014, <u>ISBN 9788891706843</u>

En Italie, la campagne de crowdfunding ayant recueilli le plus de participations est celle pour la reconstruction de la **Cité des sciences**, le pôle scientifique de **Naples**, détruit par un gigantesque incendie en mars 2013. Cette campagne a rassemblé un million d'euros. Il est intéressant d'évoquer le crowdfunding civique lancé par la mairie de Bologne pour la restauration du portique de San Luca, un des symboles du chef-lieu de l'Émilie Romagne.[101]

En **Italie** le crowdfunding n'est aujourd'hui **pas réglementé**, et il serait souhaitable de mettre en place une réglementation minime mais ouverte, qui n'impliquerait pas la construction de structures bureaucratiques coûteuses car la toile se charge de juger et de récompenser les meilleurs comportements.

Lorsqu'on rejoint un crowdfunding (par exemple une nouvelle idée sanitaire et sociale ou artistique), comment peut-on être sûrs du compte-rendu des dépenses ? La **valeur seuil** du crowdfunding est discriminante car si la somme demandée n'est pas atteinte, les sommes versées par les contributeurs leurs sont rendues et il n'est pas possible de lancer le projet. Il est évidemment important de démontrer que les ressources économiques sont effectivement utilisées pour le contexte évoqué.

Grâce au crowdfunding civique, certaines métropoles ont mis en place des bonnes pratiques. Parmi ces campagnes on retrouve la campagne publique pour la construction du **pont piéton** à Rotterdam en 2011[102], la **campagne de reconversion d'un entrepôt sous-terrain en parc public à New-York**[103], et celle lancée par le maire de Philadelphie en 2013 pour acheter du matériel scolaire[104].

---

101 Lorenzo Bandera, Un passo per San Luca, un passo per il welfare culturale, Percorsi di secondo welfare, 16 décembre 2014

102 Crowdfunding Municipal Projects, a Look at the Impact of Crowdfunded Infrastructure in Rotterdam, The Cecil Group. URL consulté le 27 mars 2014

103 Pool: A Floating Pool in the River For Everyone, Kickstarter. URL consulté le il 27 mars 2014

104 Mayor Nutter's crowdfunding campaign for schools raises $531k, Technically. URL consulté le 27 mars 2014

Beaucoup pensent que le crowdfunding moderne est une refonte de pratiques historiques remontant au **XVIIIe et au XIXe**[105]. Entre la fin du XVIIIe et la première moitié XIXe siècle, l'**écrivain irlandais** <u>Jonathan Swift</u> a inspiré les « Irish Loan Fund », des institutions collectives de microcrédits qui luttaient contre la pauvreté des populations irlandaises. À la fin du XVIIIe, la revue <u>The World</u>, appartenant à <u>Joseph Pulitzer</u>, lança une récolte de fonds par le bas afin de financer le socle et l'installation de la <u>Statue de la liberté</u>, après que le comité responsable n'ait pu réunir que 150 000 dollars sur les 300 000 dollars nécessaires.

Le **crowdfunding civique** est une des typologies de récolte de fonds par le bas qui connaît le plus grand succès. Un nombre croissant d'acteurs institutionnels comme les mairies, les autorités régionales, les municipalités, etc. s'en servent pour financer des travaux publics et des activités de restauration du tissu urbain. Le crowdfunding civique soutient le dépassement de la séparation conceptuelle entre les sphères du privé, du public et de l'entreprise, en vue d'un bien-être commun.

« Il apparaît aujourd'hui une économie civile, un type d'économie fondamentalement ouverte et sociale. Il s'agit d'une économie qui établit la culture du web 2.0 à des fins civiques. Dans notre définition, l'économie civile comprend les personnes, les initiatives et les comportements qui fondent des moyens innovants de construire des sphères traditionnellement distinctes de la société civile, du marché et de l'État. Fondée sur des valeurs et des objectifs sociaux, et grâce à l'utilisation d'approches de collaboration profonde pour le développement, la production, le partage des connaissances et du financement, l'**économie civile** génère des biens, des services et des infrastructures communes d'une manière que ni l'État ni l'économie de marché n'ont été capables de réaliser »[106].

---

105 Calveri, C., Esposito, R. (2013), "Crowdfunding World 2013: report, analisi e trend"
106 "NESTA, CABE & Design Council", mai 2011.

L'**equity crowdfunding** est un mode de financement qui permet à des sociétés non cotées de réunir des ressources financières du public **sous la forme de participations**. Selon la définition adoptée par Consob, on « parle " d'equity-based crowdfunding " lorsque, grâce à l'investissement réalisé en ligne on peut acheter une véritable participation dans un société : dans ce cas, la « récompense » pour le financement est représentée par l'ensemble des droits patrimoniaux et administratifs qui résultent de la participation dans l'entreprise »[107].

D'une manière générale, la présentation des demandes de financement se fait grâce à des plateformes en ligne qui encouragent les initiatives de ses usagers et qui leur permettent d'investir des montants même minimes. L'activité des plateformes, justement car elles se tournent vers des investisseurs potentiels qui ne sont pas nécessairement qualifiés, peut être un problème pour l'épargne publique et doit donc donner lieu à une **réglementation**. Dans certains pays, l'autorité de surveillance financière réglemente la matière au cas par cas, comme par exemple en Angleterre dans les cas des plateformes Crowdcube[108] et Seedrs[109] réglementées par la FCA[110].

En Italie, **Consob** a publié un règlement[111] en juin 2013 qui permet, à ceux qui respectent les exigences et qui ont reçu l'autorisation de Consob, de publier des plateformes d'Equity crowdfunding. Ces plateformes peuvent présenter au public les offres d'augmentation de capital exclusivement par les « start-up

---

107 Consob, Equity Croudfunding: cosa devi assolutamente sapere prima di investire in una start up innovativa tramite portali online.
108 Crowdcube - Equity Crowdfunding, Crowdcube.com consulté le 28 septembre 2015.
109 Seedrs - Equity Crowdfunding, Seedrs.com consulté le 28 septembre 2015
110 Financial Conduct Authority, FCA consulté le 28 septembre 2015
111 CONSOB - Commissione Nazionale per le Società e la Borsa, Delibera n. 18592 -Adozione del "Regolamento sulla raccolta di capitali di rischio da parte di start-up innovative tramite portali on-line" ai sensi dell'articolo 50-quinquies e dell'articolo 100-ter del decreto legislativo 24 febbraio 1998, n. 58 e successive modificazioni

innovantes », un type particulier de société Srl ou par Actions simplifiées, instauré par une loi de 2012[112].

Les **plateformes de crowdfunding**[113] [114] sont des sites internet qui facilitent la rencontre entre la demande de financement par ceux qui encouragent les projets, et l'offre de financement par les usagers. Parmi les plateformes de crowdfunding on distingue les **généralistes**, qui réunissent des projets de plusieurs domaines d'intérêt, et verticales (ou **thématiques**), spécialisées dans les projets de domaines spécifiques.

Avec Kickstarter, les créateurs du réseau social Diaspora ont recueilli plus de 200 000 dollars, après être partis d'une demande de financement minimale de 10 000 dollars. Le succès du crowdfunding conduit non seulement à la naissance de plusieurs plateformes qui font office d'intermédiaire entre ceux qui proposent les projets et ceux qui les financent, mais également à l'ouverture de **nouveaux blogs et sites** qui participent à la diffusion de ce nouveau type de financement.

---

112 Presidenza della Repubblica, DECRETO-LEGGE 18 ottobre 2012, n. 179 - art. 25, Normativa

113 Castrataro, D.; Pais, I. (2013) "Analisi delle piattaforme italiane di crowdfunding". http://www.slideshare.net/crowdfuture/analisi-delle-piattaforme-di-crowdfunding-italiane-aprile-2013 consulté le 28 septembre 2015

114 Ordanini, A.; Miceli, L.; Pizzetti, M.; Parasuraman, A. (2011). "Crowd-funding: Transforming customers into investors through innovative service platforms". Journal of Service Management 22 (4): 443. (disponibile anche come documento Scribd) consulté le 28 septembre 2015

13. Objectifs et indices de Zéro Maladie
Angelo Barbato

La nouvelle intégration des systèmes de **gestion** du malade grave et du **malade chronique** nécessite des stratégies de réponse basées sur la proactivité et sur la prise en charge du citoyen, grâce à des interventions de prévention, des soins et des aides, proportionnels au niveau de risque de l'individu.

Le développement d'une « **santé d'initiative** », c'est à dire d'un modèle social qui, en intégrant le modèle classique de la médecine d'attente conçu pour les maladies graves, est capable d'intégrer le besoin de santé avant l'apparition de la maladie, ou bien avant qu'elle ne se manifeste ou ne s'aggrave, et de gérer la maladie de façon à en ralentir l'évolution, garantit au patient des interventions adaptées et différenciées selon le niveau de risque.

De telles stratégies ne se fondent pas seulement sur la réduction de l'asymétrie organisationnelle du modèle de la médecine d'attente, mais elles se basent également sur des modèles organisationnels de santé d'initiative des **soins primaires**, parmi lesquels on peut rappeler :

- le patient centered primary care, (**le patient au centre du système**) basé sur une plus grande présence des patients dans les processus de soins, notamment grâce à des outils d'information, à la simplification de l'accès et à l'amélioration de la qualité des soins (soutenu par le Commonwealth Fund et la Harvard Medical School et expérimenté par le système de santé britannique) ;

- le **chronic care model**, basé sur l'importance des six éléments fondamentaux pour une gestion optimale de la chronicité (choix des distributeurs et des financeurs des soins, aide à l'auto-médication, organisation de l'équipe, aide à la prise de décisions, valorisation des ressources de la communauté), dont la présence donne pour résultat l'interaction efficace entre un patient informé/expert et une équipe proactive, composée de médecins de famille, d'infirmiers et d'autres acteurs professionnels (conçu par le MacColl Institute for Healthcare Innovation, soutenu par l'organisation mondiale de la santé et expérimenté au Canada, aux Pays-Bas, en Allemagne et au Royaume-Uni, où il a représenté la base du nouveau système de rémunération de la médecine de famille) ;

- **expanded chronic care model**, pour lequel les éléments cliniques qui caractérisent le Chronic care model sont complétés par des aspects de santé publique, comme l'attention accordée à la prévention primaire collective et aux déterminants de santé (également soutenu par l'OMS et expérimenté au Canada).

Une meilleure efficacité et efficience de la gestion de la chronicité, grâce à la valorisation de la **prévention** primaire et de la lutte contre les inégalités en matière de santé. Cela souligne également l'importance de la coordination des interventions adoptées à différents niveaux du système **sanitaire et social** dans une logique de garantie de la prise en charge du besoin de santé et de continuité du parcours diagnostic et thérapeutique.

Les piliers de la stratégie :

- assurer une réponse à une **urgence** sanitaire ;

- gérer et soigner les pathologies **chroniques** par des interventions **proactives** et structurées, basées sur des parcours partagés qui assurent la continuité, l'efficience pour l'utilisation des ressources et l'efficacité pour le citoyen ;

- protéger les **sujets fragiles**, dépendants, ayant un faible niveau d'instruction ;

- **promouvoir la santé**, en matière de bonne **alimentation**, de **modes de vie** et d'**activité physique**.

INDICATEURS

INDICATEURS DE SYSTÈME

% hospitalisations > 30 jours

% hospitalisations répétées entre 31 et 180 jours

Taux de sorties avec mise en place d'aide à domicile pour 100 000 habitants

Taux de soins d'aide à domicile pour 1 000 résidents de plus de 65 ans

Taux hospitalisation pneumonie pour 100 000 résidents (20-74 ans)

Taux d'entrées des résidents aux urgences

INDICATEURS DE PARCOURS DE PATHOLOGIES

DIABÈTE

Indicateurs de processus

Mise à disposition de la fiche pathologie

% accompagnement individuel ou de groupe (OBJECTIF > 90 %)

% patients avec hémoglobine glycosylée année précédente

% patients avec évaluation cardiovasculaire deux dernières années

% accompagnement (individuel ou de groupe)

% patients formés à l'utilisation du lecteur de glycémie

INDICATEURS DE RÉSULTATS

Nombre d'entrées dans le centre ambulatoire proactif par rapport au nombre de personnes éligibles

Nombre d'abandons

Taux de satisfaction du patient, par questionnaire spécifique

% patients avec HbA < 7 après recrutement non en traitement pharmacologique

ICTUS

Indicateurs de processus

Mise à disposition de la fiche pathologie

% accompagnement individuel ou de groupe (OBJECTIF > 90 %)

INDICATEURS DE RÉSULTATS

Nombre d'entrées dans le centre ambulatoire proactif par rapport au nombre de personnes éligibles

Nombre d'abandons

Taux de satisfaction du patient, par questionnaire spécifique

HYPERTENSION

Indicateurs de processus

Mise à disposition de la fiche pathologie

% accompagnement individuel ou de groupe (OBJEC-TIF > 90 %)

% patients hypertendus avec au moins une prise de tension dans les 6 derniers mois

% patients faisant l'objet d'un suivi complet (OBJECTIF > 70 %)

% patients qui retournent au premier contrôle (OBJECTIF > 80 %)

% patients avec au moins une détermination du profil lipidique dans les 12 derniers mois

% des hypertendus avec au moins une évaluation du risque CV selon l'algorithme ISS

% patients hypertendus avec surveillance de la créatinémie dans les 12 derniers mois

% patients hypertendus avec au moins un enregistrement ECG dans les 12 derniers mois

Indicateurs de résultats

% patients avec bon contrôle de la TA (OBJECTIF > 60 %)

Réduction entrées urgences et SAU

Réduction des épisodes de morbidité cardiovasculaire ayant nécessité la visite du médecin traitant à domicile

Réduction des hospitalisations pour complications iatrogènes

Nombre d'entrées dans le centre ambulatoire proactif par rapport au nombre de situations éligibles

Nombre d'abandons

Taux de satisfaction du patient, par questionnaire spécifique

DÉCOMPENSATION CARDIAQUE

Indicateurs de processus

Mise à disposition de la fiche pathologie

% accompagnement individuel ou de groupe (OBJEC-TIF > 90 %)

Recrutement de patients à risque et de patients décompensés classés par gravité (prévalence décompensation de 1,5 % avec variabilité +/- 0,5 %)

% patients avec au moins 3 enregistrements du poids en 1 an (>50 % par rapport à la valeur de départ ou au moins 70 % des patients pris en charge par le médecin traitant)

Indicateurs de résultats

Réduction hospitalisations pour IC et autres causes par rapport à l'année précédente

Taux de satisfaction du patient, par questionnaire spécifique

Meilleure adhésion au traitement

BRONCHO-PNEUMOPATHIE CHRONIQUE OBSTRUCTIVE (BPCO)

Indicateurs de processus

Mise à disposition de la fiche pathologie

% accompagnement individuel ou de groupe (OBJECTIF > 90 %)

Identification des fumeurs (incidence moyenne de 26 %) et des travailleurs qui occupent des professions à risque (OBJECTIF > 90 %)

Indicateurs de résultats

Réduction hospitalisation pour DRG lié à la BPCO ou à la décompensation

Réduction entrées urgences et SAU.

Réduction des épisodes de décompensation ayant nécessité la visite du médecin traitant à domicile.

Optimisation thérapie et consommation oxygène

Diminution du nombre de fumeurs

Nombre d'entrées dans le centre ambulatoire proactif par rapport au nombre de personnes éligibles

Nombre d'abandons

Taux de satisfaction du patient, par questionnaire spécifique

14. Des 3 paradigmes de Rifkin aux 3 paradigmes de Zéro maladie

Angelo Barbato Bruno Corda Angela Meggiolaro

L'homme **avance dans l'Histoire** et se met au défi d'abattre, jour après jour, des frontières jugées impossibles à franchir il y a quelques années encore.

Au cours de la Rome antique et du Moyen Âge, l'espérance de vie à la naissance ne dépassait pas **25 ans**. Au début du XXe siècle, l'espérance de vie à la naissance ne dépassait pas **50 ans**.

En 2004, en Italie, l'espérance de vie à la naissance était de **79,54 ans**[115].

En 2014, l'espérance de vie à la naissance avait atteint **82,7** ans au Japon et en Italie. Aujourd'hui, dès lors qu'un enfant naît, il a une espérance de vie **plus élevée de 2 mois** par rapport à un enfant né l'année précédente.

Pour le physicien italien Antonino Zichichi, l'espérance de vie est destinée à atteindre jusqu'à 300 ans[116]. Pour le célèbre physicien, les expériences en cours dans le **grand accélérateur de Genève** permettront à l'homme d'atteindre une espérance de vie de plusieurs centaines d'années. Aujourd'hui l'espérance de vie, selon Zichichi, « est d'environ quatre-vingt-dix ans, mais augmentera de façon importante. Nos descendants nous regarderons de la même manière que nous regardons nos ancêtres qui avaient une vie longue de 30 ans en moyenne ».

---

115 http://www.indexmundi.com/g/g.aspx?c=it&v=30&l=it consulté le 28 septembre 2015

116 http://archivio.panorama.it/mytech/Zichichi-grazie-al-Cern-vivremo-fino-a-300-anni consulté le 1er novembre 2015

Avec le renforcement de la **prévention**, il sera possible de développer une médecine de plus en plus personnalisée afin de faciliter les diagnostics précoces pour intervenir plus rapidement.

Cette dynamique vers de nouveaux défis de plus en plus fascinants doit être saisie dans tous les pays du monde, grâce au nouveau paradigme du système de santé qui, en plus de prévoir l'hôpital comme un lieu pour stabiliser le malade grave, prévoit également une gestion proactive du territoire grâce à une **santé d'initiative** qui prend en charge un malade de plus en plus âgé et avec un nombre de maladies chroniques de plus en plus important.

Ce territoire, selon le paradigme de Jeremy Rifkin, ne peut être géré que de manière **distribuée**, avec une participation de toutes les parties concernées dans les **communaux** : associations d'habitants, mairies, organismes de gestion des services publics (énergie, eau, électricité, mobilité locale, etc.), groupes de récupérations de biens à finalité environnementale, la collecte sélective des déchets/ressources afin de passer à une économie circulaire qui transforme véritablement les déchets en ressources vers une consommation axée sur la réutilisation.

Il est possible de développer une complémentarité entre les paradigmes d'un **Territoire Zéro** orienté vers une société à coûts marginaux nuls, avec **Zero Disease** axée sur la croissance de la lutte contre la maladie.

TERRITOIRE ZÉRO	ZÉRO MALADIE (ZERO DISEASE)
ÉNERGIE	PERSONNES EN BONNE SANTÉ
COMMUNICATION	RELATION MÉDECIN/PATIENT (rôle d'Internet dans la médecine préventive et prédictive)

	(Rôle d'Internet dans la médecine préventive et prédictive)
LOGISTIQUE	SOINS (modèle de gestion de la santé)

L'expression « être sains » se base sur le principe qu'il faut interdire ou du moins ralentir l'exposition à des facteurs de risque déjà connus et évitables pour lesquels le risque de nuire à la santé humaine est fondé. Les aspects essentiels du paradigme « être sains » sont l'**activité physique** et l'**alimentation**.

Les aspects essentiels du paradigme de la communication dans Zero Disease sont liés au développement **d'Internet appliqué à la santé** (dispositifs portables pour la surveillance des paramètres vitaux, informatique de santé, télémédecine, internet des objets, etc.) qui multiplient le potentiel de la **médecine préventive et prédictive pour la prévention et la prédiction des maladies**.

Les aspects essentiels du paradigme de la **logistique** dans le domaine de la santé sont les modèles de gestion de la santé essentiellement représentés par le rapport entre les modèles Beveridge et Bismarck.

La **Santé**, tout comme le territoire, doit trouver son moteur dans une forme d'énergie distribuée, renouvelable, circulaire, et le plus possible axée sur la réduction du coût marginal. La santé n'est pas le monopole de multinationales ni de fournisseurs, mais c'est une forme d'énergie, peut-être encore sous une forme incertaine, mais comme propriété collective et à la portée de tous. La santé n'est pas du pétrole, elle n'a pas de prix et n'est pas négociable, elle a au contraire une valeur intangible comme l'énergie qui arrive du Soleil à la Terre grâce au spectre électromagnétique, l'énergie éolienne grâce au vent, l'énergie de l'eau et des marées.

Toutes les populations sont inévitablement impliquées dans un processus global de **dépassement** des frontières de la **géopolitique** des nations (territoire zéro) et de l'affirmation des nouveaux principes internationaux du XXIe siècle : une espérance de vie croissante, l'énergie distribuée, la communication de plus en plus libre avec internet, une logistique axée sur l'économie de partage (Commons).

La diffusion de la pensée collaborative de Jeremy Rifkin, appliquée à la santé et au bien-être, ne s'est pas encore bien implantée dans de nombreuses régions de la géopolitique traditionnelle. Le présent texte est la contribution des auteurs au développement efficace du modèle **collaboratif** (Commons) appliqué au service essentiel de la **santé** de l'homme et de l'environnement. Les puissantes forces sociales qui se développement déjà dans d'autres secteurs avec l'avènement de la société avec un coût marginal proche de zéro seront perturbatrices et cathartiques également dans le domaine de la santé.

Ce n'est que le début, l'élaboration de **nouveaux indicateurs** devront bientôt nous orienter vers un territoire où l'on retrouvera de plus en plus les concepts de zero disease (zéro maladie), zero waste (zéro déchet), d'agriculture à kilomètre zéro et des énergies renouvelables.